U0297254

西医内科学
核心知识点全攻略

主编 李 雁 王 玖

中国健康传媒集团

中国医药科技出版社

内 容 提 要

本书以现行五年制中医药类教材《西医内科学》为蓝本，通过各类图表形式的运用，将所学教材内容进行归纳整理，使其条理清晰、简明扼要、知识点突出，并附有习题及答案，方便掌握。本书适合中医院校学生和中医爱好者、自考及自学者学习参考。

图书在版编目（CIP）数据

西医内科学核心知识点全攻略／李雁，王玫主编 . —北京：中国医药科技出版社，2019. 11

（中医核心知识点一本通系列）

ISBN 978 – 7 – 5214 – 1230 – 7

Ⅰ . ①西⋯　Ⅱ . ①李⋯　②王⋯　Ⅲ . ①内科学　Ⅳ . ①R5

中国版本图书馆 CIP 数据核字（2019）第 133562 号

美术编辑　陈君杞
版式设计　南博文化

出版　**中国健康传媒集团** | 中国医药科技出版社
地址　北京市海淀区文慧园北路甲 22 号
邮编　100082
电话　发行：010 – 62227427　邮购：010 – 62236938
网址　www. cmstp. com
规格　880 × 1230mm $\frac{1}{32}$
印张　10 ⅛
字数　331 千字
版次　2019 年 11 月第 1 版
印次　2019 年 11 月第 1 次印刷
印刷　三河市航远印刷有限公司
经销　全国各地新华书店
书号　ISBN 978 – 7 – 5214 – 1230 – 7
定价　**35. 00 元**

获取新书信息、投稿、为图书纠错，请扫码联系我们。

丛书编委会

总 主 编 翟双庆

副总主编 范志霞　王文澜　赵鲲鹏

编　　委（按姓氏笔画排序）

王　玫　　王天芳　　王文澜　　王旭昀

王庆甫　　王新月　　朱　玲　　许筱颖

李　雁　　李赛美　　杨　桢　　杨毅玲

邹纯朴　　罗颂平　　赵　颖　　钟嘉熙

高　琳　　郭　义　　黄　斌　　曹灵勇

温成平　　薛晓琳

编委会

出版说明

近年来，国家高度重视中医药事业的发展，中医药在人们健康生活中充当了越来越重要的角色，更多的人愿意选择中医中药，从而使更多的人愿意从事中医药行业的工作。为了帮助读者系统、快速了解中医药学科体系，帮助中医药院校学生、自学应考者，以及中医爱好者和初学者学习重点和去伪存真，我社特别策划出版了本套丛书。

本书的编写单位主要锁定在相关国家级精品课程的公认的重点中医药院校，主编多为国家级或省级精品课程的学科带头人，参编人员为多年从事教学、有丰富教学经验的资深教授，在本学科有一定的影响力，对各种考试考点非常熟悉的教学一线人员。从而，保证了本丛书内容的权威性和专业性。

本套丛书的编写形式以图和表为主，原则为：能用图表说明的一律采用图表形式；可以分条论述的不要成段地罗列论述，使核心知识点一目了然。为方便中医药相关人员准备中医执业医师资格考试、研究生入学考试、中医药院校在校生结业考试、卫生专业资格考试、规培资格考试、继续教育考试，本书中特设置【考点重点点拨】栏目，根据教材本身的特点放于不同位置，书后附有【巩固与练习】，方便读者随学随练，并达到自测的目的。

最后，祝愿使用这套书的中医药考生和爱好者，能有收获！

出版者
2019 年 5 月

前言

　　《西医内科学》作为临床医学的基础学科，在临床实际应用和各类医学考试中都处于极为重要的地位。为了让广大读者更好地掌握内科学的重要知识点，顺利解决临床问题，从容应对各类医学考试，我们特邀请多位临床及教学经验丰富的中、高级医师及命题专家编写了本书。

　　本书以西医院校《内科学》及中医类、中西医临床医学类专业用《内科学》教材为蓝本，结合中医、中西医执业医师资格考试及研究生考试大纲要求，通过各类图表形式的运用，使原本繁杂的课本内容变得条理清晰、简明精要。语言力求言简意赅，尤其是在章、节前列出本病所要掌握的考点重点内容，使读者能对需要掌握的知识点一目了然。我们相信通过本书的精心编排和设计，必定有越来越多的读者完成自己的目标，希望本书成为一本读者需要的参考书。

　　本书在编写过程中，承蒙中国医药科技出版社的指导和支持，参加编写的专家通力合作，在编写内容和质量上花费了大量精力，但由于我们编写时间仓促，加之学识有限，不足之处恳请各位同仁及读者提出宝贵意见，不吝赐教！

编　者
2019 年 3 月

目录

第六篇　内分泌及代谢疾病

第七篇　结缔组织疾病

第八篇　神经系统疾病

第九篇　常见急危重症

第十篇　急性中毒

第一篇
呼吸系统疾病

第一章 急性气管–支气管炎

【考点重点点拨】

1. 病因与发病机制
2. 临床表现
3. 诊断与鉴别诊断
4. 治疗

一、病因与发病机制

（一）病因

1. 微生物　病毒细菌，支原体，衣原体等。
2. 理化因素　冷空气，刺激性气体等。
3. 过敏因素　花粉，真菌孢子等。

（二）发病机制

气管–支气管黏膜充血，水肿 ⟹ 纤毛上皮损伤、脱落，腺体肥大，淋巴细胞、中性粒细胞浸润

二、临床表现

（一）症状

起病较急，常先有上呼吸道感染症状，继之出现干咳，伴痰量逐渐增多，如出现支气管痉挛，可见不同程度气促和胸部紧缩感。全身症状较轻，可有低到中度发热。

（二）体征

听诊双肺呼吸音粗，可闻及散在湿啰音，伴支气管痉挛可闻及哮

鸣音。

三、诊断与鉴别诊断

（一）诊断

根据症状、体征，血常规，胸部影像学检查可诊断。

（二）鉴别诊断

疾　　病	鉴 别 要 点
急性上呼吸道感染	鼻咽部症状明显，一般无咳嗽、咳痰，肺部体征无异常
其他如支气管肺炎，肺结核，肺癌，麻疹等	亦有急性支气管炎的症状，应结合病史、体征、实验室检查鉴别

四、治疗

（一）一般治疗

适当休息，多饮水，清淡饮食。

（二）对症治疗

1. 发热可予物理降温或药物退热。
2. 咳嗽予止咳药物。
3. 痰不易咯出者可选用祛痰药物。
4. 气促予解痉药物。

（三）抗菌药物治疗

仅在有细菌感染证据时使用，抗菌药物治疗应根据痰培养选取敏感抗生素或经验性用药。一般可选用青霉素类、头孢菌素类、大环内酯类或呼吸喹诺酮类抗菌药物。

巩固与练习

1. 下列引起急性气管 - 支气管炎的主要病因是（　　　）

　　A. 微生物　　　　　　　　　B. 冷空气

  C. 刺激性气体   D. 花粉

  E. 真菌孢子

2. 下列**不属于**急性气管 – 支气管炎的临床表现的是（ ）

  A. 早期多为干性咳嗽   B. 痰液可转为脓性痰

  C. 鼻塞、流涕   D. 活动后气促乏力

  E. 肺部可闻及干湿啰音

参考答案

  1. A   2. D

第二章　慢性阻塞性肺疾病

第一节　慢性支气管炎

【考点重点点拨】

1. 病因与发病机制
2. 临床表现
3. 诊断与鉴别诊断
4. 治疗

一、病因与发病机制

1. 吸烟。
2. 感染因素。
3. 大气污染。
4. 气候寒冷。
5. 机体内在因素
   - ①过敏因素
   - ②自主神经功能失调
   - ③年龄因素
   - ④营养因素
   - ⑤遗传因素

二、临床表现

（一）症状与体征

症　状	体　征
主要表现为长期、反复、逐渐加重的咳嗽，咳痰晨起明显，痰为白色黏液或泡沫样，可伴喘息，随病情进展，终年咳嗽，冬春季加剧	早期多无体征，急性发作期可闻及散在干、湿啰音，喘息型可闻及哮鸣音，长期反复发作患者可有肺气肿体征

（二）分型

单 纯 型	喘 息 型
符合慢支诊断标准，且咳嗽，咳痰	符合慢支诊断标准，且咳嗽，咳痰，喘息，听诊双肺可闻及哮鸣音

（三）分期

1. 急性发作期 1 周内出现发热，痰量增多，或咳嗽，咳痰，喘息任一症状明显加剧。

2. 慢性迁延期 咳嗽，咳痰，喘息症状迁延 1 个月以上。

3. 临床缓解期 治疗后症状消失保持 2 个月以上。

三、并发症

1. 阻塞性肺气肿。

2. 支气管肺炎。

3. 支气管扩张症。

四、诊断与鉴别诊断

（一）诊断

主要依据病史和症状。如果咳嗽、咳痰或伴喘息，每年发病持续 3 个月，连续两年或以上，并能排除其他心、肺疾患时，则可确诊。

（二）鉴别诊断

疾病	鉴 别 要 点				
	病史	易感人群	特征表现	体征	辅助检查
支气管哮喘	多有过敏性疾病史，无慢性咳嗽，咳痰史	各年龄段均可见	慢性咳嗽咯大量脓痰，反复咯血	听诊双肺满布哮鸣音，缓解后无症状	X 线，血气分析有助于诊断
支气管扩张症	常于麻疹、肺炎或百日咳后，可有脓臭痰，咯血史	各年龄段均可见	慢性咳嗽，咯大量脓痰，反复咯血	可有杵状指，肺部听诊湿啰音为主	X 线，胸部 CT，支气管造影有助于鉴别

续表

疾病	鉴别要点				
	病史	易感人群	特征表现	体征	辅助检查
肺结核	免疫力低下及排菌病人密切接触者等		除呼吸系统症状外，可有午后低热、乏力、纳差、盗汗、消瘦等症状	较大的空洞病变可闻及支气管呼吸音，支气管结核可闻及局限性哮鸣音，干酪样坏死可有肺实变体征	X线检查和痰结核杆菌检查可以鉴别
肺癌	有刺激性咳嗽，痰血史	常年吸烟	逐渐加重的刺激性咳嗽，可有咳血，气促等	见肺癌章节	X线检查，胸部CT，纤维支气管镜活检可鉴别

五、治疗

急性期			缓解期
控制感染	祛痰镇咳	解痉平喘	
经验用药，同时积极进行痰培养和药敏试验。常用有青霉素类、大环内酯类、氟喹诺酮类和头孢菌素类等抗生素	可予氨溴索、乙酰半胱氨酸等治疗，使黏痰溶解，纤毛运动改善，促进痰液排出，亦可采取雾化吸入方式稀释气道分泌物，不宜采取强效镇咳剂，以免影响痰液排出	支气管扩张剂包括β_2受体激动剂（沙丁胺醇，特布他林）、抗胆碱药（异丙托溴铵）、茶碱类（氨茶碱，多索茶碱等）	以增强体质、提高抗病能力和预防复发为主

巩固与练习

1. 慢性支气管炎慢性迁延期是指症状持续多长时间以上（　　）

    A. 1周　　　　B. 2周　　　　C. 1个月　　　　D. 2个月

    E. 半年

2. 慢性支气管炎最常见的并发症是（　　）

    A. 阻塞性肺气肿　　　　　　　　B. 支气管结核

    C. 支气管扩张症　　　　　　　　D. 支气管哮喘

    E. 肺癌

3. 下列**不属于**慢性支气管发病病因的是（　　）

　　A. 吸烟　　　　B. 饮酒　　　　C. 理化因素　　　D. 过敏因素

　　E. 自主神经功能失调

1. C　2. A　3. B

第二节　阻塞性肺气肿

【考点重点点拨】

1. 病因与发病机制

2. 临床表现

3. 实验室及其他检查

4. 诊断与严重程度分级

5. 治疗

一、病因与发病机制

吸烟、大气污染、感染等 ⇒ 蛋白酶－抗蛋白酶平衡失调 ⇒ 肺损伤 ⇒ 肺气肿

二、临床表现

（一）症状及体征

症　状	体　征			
	视诊	触诊	叩诊	听诊
在原有疾病症状的基础上出现逐渐加重的呼吸困难。多在活动后有气急，如静息时有气急，提示病情严重。可有疲乏，纳差，体重减轻等全身症状。如并发呼吸衰竭和右心衰竭时可有相应症状	病情发展可出现桶状胸，肋间隙饱满、呼吸运动减弱	触诊语颤减弱或消失	心浊音界缩小，肺下界下降，肺下界活动度减少，叩诊过清音	听诊呼吸音和语音传导减弱，呼气延长，心音遥远

（二）并发症

并发疾病	并 发 症 状		
	症状	体征	辅助检查
自发性气胸	突然出现加剧的呼吸困难，胸痛	发绀，触诊语颤减弱，肺部叩诊鼓音，听诊呼吸音减弱或消失	X线检查可明确诊断
慢性肺源性心脏病	逐渐加重的喘憋、气促可伴心悸等	颈静脉怒张、心率增快，可出现心律失常，肝大，肝颈静脉回流征阳性，下肢水肿	超声心动图可明确诊断
慢性呼吸衰竭	常在COPD急性加重时发生，其症状明显加重，发生低氧血症和（或）高碳酸血症，可具有缺氧和二氧化碳潴留的临床表现。	发绀、呼吸浅快，急性加重期可出现明显的"三凹"现象	血气分析可明确诊断

三、实验室及其他检查

（一）X线检查

肺野透光度增加，重度肺气肿时胸廓饱满，肋间隙增宽有时可见局限性肺气肿或肺大泡，心脏呈垂直位，心影狭长。

（二）肺功能检查

肺功能检查是判断气流受限的主要客观指标对肺气肿具有确诊意义。其特征性改变是功能残气量，残气量和肺总量都增高，残气量与肺总量之比值增大（>40%）。

（三）动脉血气分析

明确有无酸碱失衡及判断呼吸衰竭的类型。

（四）痰培养

合并细菌感染时，痰培养可明确病原菌，以指导治疗。

四、诊断与鉴别诊断

（一）诊断

病史＋临床症状＋体征＋实验室检查→诊断慢性阻塞性肺气肿。

（二）鉴别诊断

1. 其他类型肺气肿

（1）老年性肺气肿：肺组织生理退行改变，非病理情况。

（2）间质性皮下气肿：肺泡壁和呼吸细支气管破裂，气体进入肺间质，不属于肺气肿范畴。

（3）代偿性肺气肿：健康肺组织代偿性膨胀产生。

（4）瘢痕性肺气肿：肺组织病变纤维化收缩→周围组织牵拉而形成。

2. 心脏疾病

心脏病 $\xrightarrow{逐渐加重}$ 左心功能不良 $\xrightarrow{表现}$ 劳力性气促。

五、治疗

不可逆转，只能延缓病变发展。适当体育锻炼，增强体质。

巩固与练习

1. 下列对肺气肿有确诊意义的检查是（　　）

　　A. 肺功能检查　　　　　　　B. 胸部 X 线检查

　　C. 胸部 CT 检查　　　　　　D. 血气检查

　　E. 痰培养

2. 阻塞性肺气肿患者突发咳嗽伴胸痛，考虑可能出现的情况是（　　）

　　A. 呼吸衰竭　　　　　　　　B. 慢性肺源性心脏病

　　C. 肺结核　　　　　　　　　D. 大叶性肺炎

　　E. 自发性气胸

3. 下列属于 COPD 典型症状的是（　　）

A. 慢性咳嗽   B. 咳痰

C. 劳力性气促   D. 紫绀

E. 食欲减退

1. A   2. E   3. C

第三节　慢性阻塞性肺疾病

【考点重点点拨】

1. 病因与发病机制

2. 临床表现

3. 实验室及辅助检查

4. 诊断与稳定期病情严重程度评估

5. 鉴别诊断

6. 并发症

7. 治疗

一、病因与发病机制

（一）外因

1. 吸烟　最重要。

2. 吸入职业粉尘和化学物质。

3. 空气污染。

4. 生物燃料。

5. 呼吸道感染。

6. 社会经济地位。

（二）内因

1. 遗传因素。

2. 气道高反应性。

3. 肺脏发育、生长不良。

（三）发病机制

炎症、蛋白酶－抗蛋白酶失衡机制、氧化应激机制、自主神经功能失调、营养不良、气温变化等。

二、临床表现

症　　状	体　　征
起病缓慢、病程较长 一般均有慢性咳嗽、咳痰等症状 逐步出现活动后气促、乏力 急性加重期支气管分泌物增多严重时 有呼吸衰竭症状	早期无异常体征 随病情进展听诊呼气延长 并发感染可闻及湿啰音 合并哮喘者可闻及哮鸣音 心音增强、剑突下出现心尖搏动 提示早期肺源性心脏病

三、实验室及辅助检查

检查项目	临床意义
肺功能检查	是判断气道阻塞和气流受限的主要客观指标，FEV_1% 预计值和 FEV_1/FVC 下降；TLC、FRC、RV 增高；VC 减低，RV/TLC 增高
胸部 X 线检查	早期胸片可无异常变化；以后可出现慢支和肺气肿影像学改变
胸部 CT	可辨别小叶中心型或全小叶型肺气肿以及确定肺大疱的大小和数量；主要意义在于排除其他具有相似症状的呼吸系统疾病
血气检查	晚期患者可出现低氧血症、高碳酸血症、酸碱失衡
其他	血常规可帮助判断细菌感染，痰培养可指导抗生素应用

四、诊断与稳定期病情严重程度评估

（一）诊断

主要根据吸烟等高危因素史、临床症状、体征及肺功能检查等，并排除可以引起类似症状和肺功能改变的其他疾病，综合分析确定。

（二）评估

1. 症状评估   采用改良版英国医学研究委员会呼吸困难问卷（mMRC 问卷）。

mMRC 分级	呼吸困难症状
0 级	剧烈活动时出现呼吸困难
1 级	平地快步行走或爬缓坡时出现呼吸困难
2 级	由于呼吸困难，平地行走时比同龄人慢或需要停下来休息
3 级	平地行走 100 米左右或数分钟后即需要停下来喘气
4 级	因严重呼吸困难而不能离开家，或在穿脱衣服时即出现呼吸困难

2. 肺功能评估

肺功能分级	患者肺功能 FEV1 占预计值的百分比（FEV1% pred）
GOLD1 级：轻度	$FEV_1\% \ pred \geqslant 80\%$
GOLD2 级：中度	$50\% \leqslant FEV_1\% \ pred < 80\%$
GOLD3 级：重度	$30\% \leqslant FEV_1\% \ pred < 50\%$
GOLD4 级：极重度	$FEV_1\% \ pred < 30\%$

3. 急性加重风险评估   上一年发生 2 次或以上急性加重，或 $FEV_1\% \ pred < 50\%$，均提示今后急性加重分风险增加。

患者综合评估分组	特征	肺功能分级	上一年急性加重次数	mMRC 分级	首选治疗药物
A 组	低风险，症状少	GOLD1 - 2 级	≤1 次	0 - 1 级	SAMA 或 SABA，必要时
B 组	低风险，症状多	GOLD1 - 2 级	≤1 次	≥2 级	LAMA 或 LABA
C 组	高风险，症状少	GOLD3 - 4 级	≥2 次	0 - 1 级	ICS 加 LABA，或 LAMA
D 组	高风险，症状多	GOLD3 - 4 级	≥2 次	≥2 级	ICS 加 LABA，或，LAMA

五、鉴别诊断

疾病	鉴别要点				
	发病年龄	进展	病史	临床表现	肺功能气道舒张试验
慢性阻塞性肺疾病	中年后起病	缓慢进展，逐渐加重	长期吸烟和（或）有害气体接触史	存在阻塞性肺气肿的症状和体征	气道阻塞和气流受限的可逆性比较小
支气管哮喘	儿童或青少年期起病	症状起伏大	过敏体质、过敏性鼻炎和（或）湿疹等，部分患者有哮喘家族史	发作时可闻及哮鸣音，缓解期可完全正常	气道阻塞和气流受限的可逆性比较大

六、并发症

1. 自发性气胸。
2. 呼吸衰竭。
3. 慢性肺源性心脏病。

七、治疗

稳定期治疗	急性加重期治疗	外科手术治疗
教育与管理	控制性氧疗	
支气管舒张药	抗生素	
糖皮质激素	支气管舒张药	只适用于少数有特殊指征的患者，使患者肺功能有所改善，呼吸困难有所减轻，生活质量有所提高
祛痰药	糖皮质激素	
长期家庭氧疗	机械通气	
康复免疫调节治疗	其他治疗	

巩固与练习

1. 下列针对慢性阻塞性肺疾病最重要的病因是（　　）
   A. 吸烟　　　　　　　　　　B. 空气污染
   C. 呼吸道感染　　　　　　　D. 遗传因素
   E. 气道高反应性

2. 关于肺功能评估，下列属于 GOLD 分级重度的指标是（　　）
   A. $40\% \leqslant FEV_1\% \, pred < 70\%$　　B. $50\% \leqslant FEV_1\% \, pred < 80\%$
   C. $30\% \leqslant FEV_1\% \, pred < 50\%$　　D. $FEV_1\% \, pred < 30\%$
   E. $FEV_1\% \, pred < 40\%$

3. COPD 患者急性加重期治疗**错误**的是（　　）
   A. 控制感染是关键
   B. 静脉应用支气管扩张剂
   C. 应用支气管扩张剂的基础上应用糖皮质激素
   D. 积极高浓度氧疗
   E. 保证营养供给

参考答案

1. A　2. C　3. D

第三章　慢性肺源性心脏病

【考点重点点拨】

1. 病因与发病机制
2. 临床表现
3. 实验室及其他检查
4. 诊断与鉴别诊断
5. 并发症
6. 治疗

一、病因与发病机制

（一）病因

1. 支气管、肺疾病　最常见。

（1）阻塞性肺疾病：慢性支气管炎、阻塞性肺气肿、支气管哮喘、COPD 等。

（2）限制性疾病：重症肺结核、支气管扩张、弥漫性肺间质纤维化、尘肺等。

2. 胸廓运动障碍性疾病　脊柱畸形、神经肌肉性疾病。

3. 肺血管疾病　累及肺动脉的过敏性肉芽肿病、结节性多动脉炎、原发性肺动脉血栓等。

4. 其他　如睡眠呼吸暂停低通气综合征、原发性肺泡通气不足等。

（二）发病机制

肺动脉高压形成 ←─ 肺血管功能性改变
肺血管器质性改变
血容量增多和血液黏稠度增加
血栓形成

右心负荷增加 $\Longleftarrow$ 右心室扩大，右心功能衰竭。

二、临床表现

临床分期		症状	体　征			
			视诊	触诊	叩诊	听诊
肺、心功能代偿期		慢性咳嗽、咳痰、喘息、心悸、乏力等	颈静脉充盈，桶状胸	触诊语颤减弱，剑突下脉搏动增强	双肺叩诊过清音，心界可向两侧扩大	听诊可闻及哮鸣音或干湿啰音，心音遥远，$P_2 > A_2$ 及三尖瓣收缩期杂音
肺、心功能失代偿期	呼吸衰竭	低氧血症和或高碳酸血症所引起的呼吸衰竭症状（呼吸困难，烦躁，头痛，意识障碍等）	可见明显发绀，端坐呼吸，球结膜水肿腱反射减弱或消失。因高碳酸血症可出现周围血管扩张表现，如皮肤潮红、多汗等			
	右心衰竭	气促更明显，可伴心悸、腹胀、恶心	发绀及体循环淤血表现，亦可出现房性、室上性心律失常等			

三、实验室及其他检查

（一）血液检查

红细胞、血红蛋白可升高，合并感染时白细胞和中性粒细胞增高。

（二）X 线检查

右下肺动脉扩张，肺动脉段突出，右心增大。

（三）心电图检查

电轴右偏，顺钟向转位，肺性 P 波，肢导联低电压可有右束支传导阻滞图形，$V_1 \sim V_3$ 可见 QS 型。

（四）超声心动图检查

典型表现为肺动脉高压征象。

（五）动脉血气分析

如氧分压（PaO_2）<60mmHg，二氧化碳分压（$PaCO_2$）>50mmHg 提示

Ⅱ型呼吸衰竭。

四、诊断与鉴别诊断

（一）诊断

1. 有慢性支气管炎、肺气肿、其他肺胸疾病或肺血管病变。
2. 存在肺动脉高压、右心室肥大或右心功能不全的临床表现。
3. 有心电图、X线表现，超声心动图有右心肥厚、扩大的征象。

（二）鉴别诊断

鉴别疾病	鉴别要点	
	病史	查体及辅助检查
冠状动脉粥样硬化性心脏病	有典型心绞痛，心肌梗塞病史或心电图表现，无慢性支气管炎、阻塞性肺疾病	体格检查及辅助检查示左心室肥厚为主，心电图可显示缺血型图形，或出现异常Q波
风湿性心瓣膜病	青少年多见，有风湿活动史	除肺动脉瓣、三尖瓣外，二尖瓣、主动脉瓣亦有累及，心脏彩超可明确诊断
发绀型先天性心脏病	儿童和青年发病	可有右心增大，肺动脉高压，发绀表现。查体无肺气肿征，心脏听诊可闻及特征性杂音，并常有杵状指。X线，心电图，心导管检查有助诊断
原发性心肌病	中青年多见，无慢性呼吸道疾病史	无明显肺气肿及肺动脉高压征。以心肌广泛损害多见，心脏大多普遍性增大

五、并发症

1. 肺性脑病。
2. 酸碱失衡及电解质紊乱。
3. 心律失常。
4. 休克。
5. 消化道出血。
6. 弥散性血管内凝血。

7. 深静脉血栓形成。

六、治疗

（一）肺、心功能代偿期

通过呼吸锻炼改善呼吸功能；增强患者免疫功能；同时去除诱因。

（二）肺、心功能失代偿期

1. 积极控制感染　治疗的关键是控制感染，社区获得性感染以革兰阳性细菌为主，医院获得性感染以革兰阴性细菌为主，常用抗生素为青霉素类、大环内酯类、头孢菌素类、喹诺酮类，重症感染可用碳青霉烯类。

2. 改善呼吸功能，纠正呼吸衰竭

（1）合理氧疗。

（2）综合措施：支气管扩张剂减轻气道痉挛、减少气道分泌物祛痰、急性加重期糖皮质激素可消除气道非特异性炎症等，以保持呼吸道通畅。

（3）呼吸兴奋剂：兴奋呼吸，增加通气量，改善缺氧和促进二氧化碳排出。

（4）建立人工气道及机械通气：顽固性低氧血症和高碳酸血症，严重意识障碍，呼吸浅弱，呼吸暂停应考虑建立人工气道及机械通气治疗。

3. 降低肺动脉高压　α受体阻滞剂、钙通道阻滞剂、ACEI 类药物的应用。

4. 控制心力衰竭　多数患者上述处理后心力衰竭可得到改善，少部分患者还须使用利尿剂和强心剂治疗，利尿剂宜短疗程、小剂量应用，间歇期联合使用排钾和保钾利尿剂，同时应注意电解质平衡。

5. 积极纠正并发症。

6. 营养支持。

（三）并发症治病

积极处理并发症。

巩固与练习

1. 慢性肺源性心脏病最常见的发病原因是（　　　）

    A. 哮喘　　　　　　　　　　B. 肺部感染

    C. 慢性阻塞性肺疾病　　　　D. 慢性肺栓塞

    E. 肺结核

2. 肺源性心脏病最主要的发病机制是（　　　）

    A. 高碳酸血症　　　　　　　B. 肺动脉高压的形成

    C. 缺氧　　　　　　　　　　D. 血容量减少

    E. 右心增大

3. 提示 COPD 患者出现肺动脉高压的体征是（　　　）

    A. 桶状胸　　　　　　　　　B. 肺下界下降

    C. 心浊音界向左下扩大　　　D. 二尖瓣区闻及收缩期杂音

    E. 肺动脉瓣区 S_2 亢进

4. 慢性肺源性心脏病早期诊断的主要依据是（　　　）

    A. 肺动脉高压征象　　　　　B. 肺气肿体征

    C. 慢性咳嗽、咳痰病史　　　D. 右心衰体征

    E. 活动后的气促、乏力

5. 治疗肺源性心脏病关键是（　　　）

    A. 改善呼吸功能　　　　　　B. 控制心律失常

    C. 控制感染　　　　　　　　D. 控制心功能不全

    E. 处理并发症

参考答案

    1. C　2. B　3. E　4. A　5. C

第四章　支气管哮喘

【考点重点点拨】

1. 病因和发病机制
2. 临床表现
3. 诊断与鉴别诊断
4. 治疗
5. 危重哮喘的处理

一、概念

嗜酸粒细胞、肥大细胞等多种炎性细胞渗出 ⇒ 气道慢性变应性炎症 ⇒ 反复发作、呼气困难为主的呼吸困难 ⇒ 长期反复发作可并发阻塞性肺气肿、肺源性心脏病等。

二、病因和发病机制

（一）病因

1. 过敏　常见过敏原有植物花粉、动物皮毛、尘螨、海鲜、牛奶等，由接触外界过敏原而引起的哮喘称为外源性哮喘或过敏性哮喘。某些药物也可引发哮喘为药物性哮喘。

2. 感染　部分哮喘发作与呼吸道病毒或细菌感染有关，称为内源性哮喘或感染性哮喘。

3. 精神　精神紧张、发怒可通过迷走神经反射引发哮喘。

4. 遗传　研究发现部分患者有家族遗传史。

5. 其他　如剧烈运动、过度劳累、内分泌失调、空气污染等亦可诱发哮喘。

（二）发病机制

1. 气道免疫 – 炎症机制。

2. 神经调节机制。

三、临床表现

临床主要表现为反复发作、以呼气困难为主的呼吸困难，伴有哮鸣音，或发作性胸闷、咳嗽等，以外源性哮喘最典型。

（一）典型发作

1. 发作先兆　突然出现鼻、眼、咽部发痒，打喷嚏、流涕、流眼泪，胸闷和喉部发紧等，持续数秒或数分钟后出现典型表现。

2. 典型表现

（1）症状：被迫端坐呼吸，张口抬肩呼吸呼吸困难，大汗淋漓，以呼气困难为主。

（2）体征：口唇轻度发绀，伴有明显的哮鸣音，发作时间长短不等。体征可见肺气肿征，两肺满布哮鸣音，病情危重时哮鸣音可不明显，症状缓解后体征消失。

（二）特殊类型哮喘的临床表现

特殊类型	临床表现
运动性哮喘	青少年患者，表现为运动时，尤其同时伴有遭遇冷空气时出现胸闷、咳嗽和呼吸困难
阿司匹林哮喘	常具备哮喘、鼻息肉及阿司匹林不耐受三联征
哮喘 – 慢性阻塞性肺疾病重叠综合征	指存在持续性的气流受限并同时具备哮喘和慢阻肺的多项临床特征，起病年龄常 >40 岁，但儿童或青少年时期即存在相关症状

四、诊断

（一）诊断标准

1. 反复发作喘息、气急、胸闷或咳嗽。

2. 发作时在双肺可闻及散在或弥漫性，以呼气相为主的哮鸣音，呼吸相延长。

3. 上述症状可经治疗缓解或自行缓解。

4. 除外其他疾病所引起的喘息、气急、胸闷和咳嗽。

5. 临床表现不典型者应有下列三项中至少一项阳性：①支气管激发试验或运动试验阳性；②支气管舒张试验阳性；③昼夜 PEF 变异率≥20%。

符合 1~4 条或 4、5 条者，可诊断为支气管哮喘。

（二）支气管哮喘的分期及控制水平分级

1. 急性发作期

严重程度分级表

临床特点	轻度	中度	重度	危重
气短	步行，上楼时	稍事活动	休息时	—
体位	可平卧	喜坐位	端坐呼吸	—
讲话方式	连续成句	常有中断	单字	不能讲话
精神状态	可有焦虑，尚安静	时有焦虑或烦躁	常有焦虑、烦躁	嗜睡、意识模糊
出汗	无	有	大汗淋漓	—
呼吸频率	轻度增加	增加	常大于 30 次/分	胸腹矛盾运动
三凹征	无	可有	常有	减弱乃至无
哮鸣音	散在	弥漫	弥漫	—
脉率（次/分）	<100	100~120	>120	变慢或不规则
奇脉	无	可有	常有	无
使用 β_2 受体激动剂后 PEF 预计值	>80%	60%~80%	<60% 或绝对值 <100L/min 或作用时间 <2 小时	—
PaO_2（吸空气）	正常	≥60mmHg	<60mmHg	严重低氧血症
$PaCO_2$	<40mmHg	≤45mmHg	>45mmHg	高二氧化碳血症
SaO_2（吸空气）	>95%	91%~95%	≤90%	
pH	—	—	可降低	降低

2. **非急性发作期**　许多哮喘患者即使没有急性发作，但在相当长的时间内仍有不同频度和（或）不同程度地出现症状（喘息、咳嗽、

胸闷等），肺通气功能下降。

非急性发作期的哮喘病情严重程度可分为间歇性、轻度持续、中度持续和重度持续 4 级。

五、鉴别诊断

鉴别疾病	鉴别要点			
	病史	症状	体征	辅助检查
心源性哮喘	常见于左心衰，多有高血压、冠心病、风心病和二尖瓣狭窄病史	阵发性咳嗽、咳粉红色泡沫痰	双肺可闻及广泛湿啰音和哮鸣音，左心扩大，心尖部可闻及奔马律	胸部 X 线检查示心脏增大，肺淤血征
支气管肺癌	多有长期吸烟史	可出现哮喘样呼吸困难，肺癌的呼吸困难及喘鸣症状常无诱因，且进行性加重，但可有咳血痰	肺部可闻及哮鸣音	X 线，CT 或纤支镜检查可明确

六、治疗

（一）病因治疗

脱离变应原，是防治哮喘最有效的方法。

（二）药物治疗

1. 缓解哮喘发作

（1）β_2 受体激动剂：如沙丁胺醇、特布他林等。

（2）茶碱类：如氨茶碱。

（3）抗胆碱能类药物：SAMA 异丙托溴铵、LAMA 噻托溴铵等。

2. 控制或预防哮喘发作

（1）糖皮质激素：是最有效的控制气道炎症的药物。吸入激素是长期治疗哮喘的首选药物。

（2）白三烯调节剂：如扎鲁司特、孟鲁司特、异丁司特等。

（3）其他药物：酮替芬。

（三）急性发作期治疗

治疗目的是尽快缓解气道阻塞，纠正低氧血症，恢复肺功能，预防进一步恶化或再次发作，防止并发症。

1. 轻度　吸入糖皮质激素，效果不佳时可加用 β_2 受体激动剂控释片或小剂量茶碱控释片。

2. 中度　吸入糖皮质激素；规则吸入 β_2 受体激动剂或联合抗胆碱药物吸入或口服长效 β_2 受体激动剂。也可联合静脉给予茶碱类药物。

3. 重度至危重度　持续雾化吸入 β_2 受体激动剂，或合并抗胆碱药；或静脉滴注氨茶碱或沙丁胺醇。根据病情给予激素应用。

（四）哮喘非急性发作期治疗

制定长期治疗方案，个体化，联合药物应用，以最小剂量、最简单的联合，副作用最少，达到最佳控制症状为原则。

（五）免疫疗法

1. 特异性疗法　脱敏疗法。

2. 非特异性疗法　注射卡介苗、转移因子、疫苗等药物。

七、危重哮喘的处理

1. 氧疗　给予较高浓度的氧气。

2. 重复使用 β_2 受体激动剂　联合使用 β_2 受体激动剂和抗胆碱能制剂（如异丙托溴铵）能够取得更好的支气管舒张作用。

3. 茶碱类　氨茶碱。

4. 糖皮质激素　琥珀酸氢化可的松。

5. 补液。

6. 纠正酸中毒及电解质紊乱。

7. 处理并发症。

对于以上治疗无明显疗效、病情严重者或患者已出现意识障碍时，应尽早考虑机械通气治疗。

巩固与练习

1. 支气管哮喘常见的激发因素是（　　）

   A. 遗传因素　　　　　　　B. 吸入性致敏原

   C. 食入性致敏原　　　　　D. 感染

   E. 内分泌失调

2. 支气管哮喘典型发作的表现是（　　）

   A. 发作性带有哮鸣音的呼气性呼吸困难

   B. 发作性胸闷

   C. 吸气性呼吸困难

   D. 伴有哮鸣音的混合性呼吸困难

   E. 顽固性咳嗽

3. 有助于鉴别心源性哮喘和支气管哮喘的临床表现是（　　）

   A. 呼吸困难　　　　　　　B. 肺部可闻及湿性啰音

   C. 奇脉　　　　　　　　　D. 紫绀

   E. 咳粉红色泡沫样痰

4. 缓解支气管哮喘症状首选的药物是（　　）

   A. 糖皮质激素　　　　　　B. 茶碱类药物

   C. β_2 受体激动剂　　　　D. 抗胆碱能药

   E. 抗生素

参考答案

1. B　2. A　3. E　4. C

第五章　肺　炎

【考点重点点拨】

1. 分类
2. 临床表现
3. 并发症
4. 诊断与鉴别诊断
5. 治疗

一、分类

分类依据	具体分类
解剖学或影像学	大叶性肺炎
	小叶性肺炎
	间质性肺炎
病程	急性肺炎
	亚急性肺炎
	慢性肺炎
病原体	细菌性肺炎
	病毒性肺炎
	真菌性肺炎
	寄生虫性肺炎
发病场所和宿主状态	社区获得性肺炎
	医院获得性肺炎
	健康护理相关肺炎
	免疫低下宿主肺炎

二、按病原学分类常见肺炎的临床要点

分类	病原体	症状和体征	实验室及其他检查	治疗
肺炎链球菌肺炎	肺炎链球菌	1. 受凉淋雨史 2. 急性起病 3. 高热、寒战、咳铁锈色痰伴胸痛 4. 存在肺实变体征 5. 可出现感染性休克	1. 血常规 2. X线胸片呈叶段实变,多数病例起病3~4周后才能完全消散 3. 病原学检测	1. 青霉素、头孢菌素、喹诺酮类等 2. 根据药敏合理使用抗生素
流感嗜血杆菌肺炎	流感嗜血杆菌	1. 起病前常有上呼吸道感染症状 2. 婴儿起病急,成人起病慢 3. 发热、咳嗽、痰中带血或脓性痰,严重者呼吸困难和肺功能衰竭	1. X线胸片多成支气管肺炎改变 2. 病原学检测	1. 二、三代头孢菌素、β内酰胺类、喹诺酮类 2. 对症处理
肺炎支原体肺炎	肺炎支原体	1. 起病缓慢,青少年、儿童多见,秋季多发 2. 发热、乏力、咽痛、干咳、最为突出 3. 肺部可闻及少量干、湿啰音	1. X线表现多样,早期呈间质性反变,随后可呈支气管肺炎 2. 细菌学检查找不到病原体,但血清冷凝集试验滴度>1:32	1. 大环内酯类、四环素类或喹诺酮类 2. 对症处理
肺炎衣原体肺炎	肺炎衣原体	1. 儿童、青年易感 2. 发热、咽痛、咳嗽,痰可呈脓性,常伴呼吸困难 3. 肺部可闻及湿啰音	1. X线多呈小片状浸润 2. 急性期双份血清抗体效价升高≥4倍,或单次血清IgM≥1:16和(或)单次血清IgG≥1:512	1. 大环内酯类、四环素类或喹诺酮类药物 2. 疗程10~14天
军团菌肺炎	军团菌	1. 老年人、慢性病和免疫低下是本病高危人群 2. 乏力、肌痛、头痛、稽留热伴寒战,咳嗽少量黏痰 3. 有时可见腹泻 4. 肺部湿啰音或实变体征	1. X线可见斑片状影或肺段实变 2. 培养分离军团菌 3. 血清学检测双份血清抗体滴度升高≥4倍	1. 新大环内酯类和喹诺酮类 2. 对症处理

续表

分类	病原体	症状和体征	实验室及其他检查	治疗
金黄色葡萄球菌肺炎	金黄色葡萄球菌	1. 常发生于儿童或年老体弱者 2. 中毒症状严重，身体其他部有化脓性病灶，如疖、痈 3. 咳粉红色乳样或脓性痰	1. 肺部 X 线检查具有特征性，常为多发性病灶，且在短期内变化很大，常迅速扩展，并发气胸、脓胸 2. 痰培养可发现凝固酶阳性的金黄色葡萄球菌	1. MSSA 可选甲氧西林 2. MRSA 需使用糖肽类抗生素
肺炎克雷白杆菌肺炎	肺炎克雷白杆菌	1. 起病突然，多见于年老体弱者 2. 中毒症状重，咳棕色胶冻状痰 3. 严重者可有谵妄、黄疸、肺水肿、休克、呼吸衰竭	1. X 线表现为肺叶实变，其中有蜂窝状透亮区，叶间隙下坠 2. 痰培养可找到肺炎克雷白杆菌	1. β-内酰胺类，重症患者联合氨基糖苷类或喹诺酮类 2. 对症处理
铜绿假单胞菌肺炎	铜绿假单胞菌	1. 中毒症状明显，弛张热 2. 痰呈翠绿色或黄脓性 3. 合并败血症时皮肤可出现中央坏死性出血疹 4. 肺部可闻及湿啰音	1. X 线显示支气管肺炎型、实变型和肺脓肿型 2. 痰培养可找到铜绿假单胞菌	1. β-内酰胺类、含酶抑制剂的复方制剂或喹诺酮类抗生素 2. 对症处理
病毒性肺炎	呼吸道病毒、疱疹病毒	1. 呼吸道症状相对较轻 2. 发热、头痛、乏力、肌肉酸痛明显	1. 白细胞常无明显增加 2. 肺纹理增粗、紊乱或小片状阴影 3. 痰液病原体分离和血清免疫学试验有助于诊断	1. 抗病毒药物：金刚烷胺、利巴韦林等 2. 病毒感染具有一定自限性
真菌性肺炎	肺念珠菌、曲霉菌、隐球菌等	肺念珠菌病：持续发热，呼吸道症状起初不明显，痰量逐步增加，黏稠或有胶冻样小块物	1. X 线片状浸润或融合，可有空洞 2. 标本培养念珠菌阳性	1. 氟康唑、两性霉素 B 2. 对症处理
		肺曲霉病：主要症状是咯血	1. 周围血嗜酸性粒细胞增多 2. 血清 IgE 升高 3. 影像学可见圆形致密阴影伴半月形透光区	
		肺隐球菌病：发热、干咳	1. X 线可见单发或多发结节，常伴有空洞 2. 隐球菌荚膜多糖抗原检测特异性搞	

三、并发症

并发疾病	临床表现
感染性休克	脉搏细数或不可触及，血压下降甚至测不到，呼吸急促，口唇及肢体紫绀，皮肤湿冷，四肢厥冷、多汗，少尿或无尿，表情淡漠或烦躁不安，甚至昏迷。胸部体征可不明显，或呈典型肺实变的表现，心音减弱，心率快
胸膜炎及脓胸	患者可以出现胸膜摩擦感及胸膜摩擦音，如患者持续高热不退，或热退后又上升，白细胞持续升高，胸腔积液体征明显时，应考虑并发脓胸的可能
心肌炎	表现为心脏扩大、奔马律、心动过速等，肺炎控制后多可逐渐恢复
肺外并发症	常因菌血症引起，如心瓣膜炎、关节炎、脑膜炎等

四、诊断

（一）诊断与鉴别诊断

1. 病史和体格检查。

2. 影像学检查。

3. 病原学检查。

（二）鉴别诊断

疾病	症状和体征	实验室及其他检查	其他
肺结核	1. 浸润性肺结核发病缓慢，中毒症状相对较轻，可有反复咯血，病灶常位于肺尖 2. 干酪性肺炎多有长期发热、乏力和消瘦 3. 病变部位叩诊呈浊音	1. X线呈大片密度增高阴影，其中有多个不规则的薄壁空洞，对侧肺常有播散病灶 2. 痰结核菌阳性	抗结核治疗有效
肺癌	1. 患者年龄多较大，起病缓慢 2. 常有刺激性咳嗽和少量咯血 3. 无明显全身中毒症状	1. 血白细胞计数不高 2. 若痰中发现癌细胞可确诊	肺癌可伴发阻塞性肺炎，若经有效抗生素治疗后肺部炎症迟迟不消散，或暂时消散后又复出现者，应密切随访
急性肺脓肿	1. 早期临床表现与肺炎球菌肺炎相似 2. 咳出大量脓臭痰为肺脓肿的特征	X线显示脓腔及液平面	

五、治疗

治疗原则		治疗方法
一般治疗		1. 卧床休息 2. 液量补充 3. 能量供应 4. 生命体征监测
对症治疗		1. 退热 2. 止咳、化痰 3. 剧烈胸痛者，可热敷或酌用小量镇痛药 4. 腹胀、鼓肠可用腹部热敷及肛管排气。如有麻痹性肠梗阻，应暂时禁食、禁饮、肠胃减压 5. 烦躁不安、谵妄者酌用地西泮（安定）或水合氯醛，禁用抑制呼吸的镇静药
抗菌药物治疗		1. 根据病原菌合理应用抗生素 2. 疗程：抗菌药物疗程通常为 5~7 天，或在退热后 3 天停药或由静脉用药改为口服，维持数天
感染性休克的治疗	一般处理	休息、吸氧、保暖、降温。保持呼吸道通畅，密切观察生命体征变化及尿量
	补充血容量	补充血容量是抢救感染性休克的重要措施。血压、尿量、尿比重、血细胞比容及患者的全身情况，可作为调整输液的指标，并应监测中心静脉压
	纠正水、电解质和酸碱平衡紊乱	输液不宜过快，感染性休克时主要是纠正代谢性酸中毒
	糖皮质激素的应用	对病情危重、全身毒血症状明显的患者，可短期静脉应用氢化可的松或地塞米松
	血管活性药物的应用	一般不作首选药物，经上述处理后血压仍不回升时使用。以保证重要器官的血液供应。常用药物为去甲、肾上腺素，或多巴胺
	控制感染	可加大青霉素剂量，或用第二、三代头孢菌素。对病因不明的严重感染，可合用头孢他啶或头孢哌酮钠及氨基糖苷类抗生素，以兼顾革兰阳性及阴性细菌，再根据血培养药物敏感试验选用有效抗生素
	防治心肾功能不全	应减慢输液速度，控制入液量

1. 关于肺炎链球菌肺炎患者出现胸痛的描述，正确的是（　　）

    A. 胸痛多对称出现　　　　　　B. 胸痛常呈压榨样

    C. 咳嗽后胸痛可有所减轻　　　D. 胸痛可放射至肩部

    E. 胸痛休息后可缓解

2. 肺炎链球菌肺炎 X 线检查的表现**不正确**的是（　　）

    A. 早期可见肺纹理增粗、紊乱

    B. 多数病例起病 3~4 个月后才能完全消散

    C. 消散期显示实变阴影密度逐渐减低，呈散在的、大小不等的
       片状阴影

    D. 肺实变时在实变阴影中可见支气管气道征

    E. 老年人病灶可呈机化性肺炎

3. 治疗肺炎链球菌肺炎首选的抗生素是（　　）

    A. 氟喹诺酮类　　　　　　　　B. 红霉素

    C. 阿奇霉素　　　　　　　　　D. 氯霉素

    E. 青霉素

参考答案

    1. D　2. B　3. E

第六章 肺结核病

【考点重点点拨】

1. 流行病学、病原学、发病机制、病理
2. 临床表现、临床分型
3. 实验室及其他检查
4. 诊断与鉴别诊断
5. 治疗及大咯血的紧急处理

一、流行病学及病原学

（一）流行病学

1. 传染源　肺结核患者排菌是人型肺结核菌传播的主要来源。
2. 传播途径　主要为患者与健康人之间经飞沫传播。
3. 易感人群　生活贫困、居住拥挤、营养不良等是经济不发达社会中人群结核病高发的原因。

（二）病原学

1. 结核菌属于分枝杆菌，需 4～6 周才能繁殖成明显的菌落。
2. 人、牛 2 个类型对人有致病性，但以人型菌常见。肺结核多由人型结核菌引起，牛型多引起肠道结核病。
3. 结核菌具有抗酸性，有抵抗力强的特点。
4. 活动性肺结核患者如将痰吐在纸上直接烧掉，是最简单而可靠的灭菌方法。
5. 代谢旺盛、不断繁殖的结核菌（A 群）致病力强，传染性大，也易为抗结核药物所杀灭；在吞噬细胞内的酸性环境中受抑制的结核菌（B 群）和偶然繁殖菌（C 群）只对少数药物敏感，可为日后复发的根源；休眠菌（D群）无致病力和传染性。

二、发病机制

免疫与变态反应	初感染与再感染
1. 人体对结核菌的自然（先天）免疫力是非特异性的 2. 结核病的免疫主要是细胞免疫	1. 郭霍（koch）现象 机体对结核分枝杆菌再感染和初感染所表现出不同的反应的现象
3. 机体感染结核菌4~8周后，常出现过分强烈的变态反应，局部出现炎性渗出，甚至干酪样坏死，多伴有发热、食欲下降等全身症状。人体对结核菌及其代谢产物的这种细胞免疫反应属于迟发型变态反应	2. 感染结核菌后机体获得免疫力，90%的人可以终生不发病；5%的人因免疫力低下而发病，即原发性肺结核；另5%的人仅于其后机体免疫力下降或从外界再次感染才发病，称继发性肺结核，为成人肺结核的最主要感染方式

三、病理

（一）基本病变

1. 渗出性病变。

2. 增殖性病变。

3. 干酪性病变　结核病的传染源。

（二）结核病变的转归

1. 吸收。

2. 纤维化。

3. 钙化。

4. 液化。

（1）干酪样物质液化溶解，从支气管排出后形成空洞，常造成支气管播散。

（2）机体抵抗力强者，病变被纤维组织包围，可形成结核球。

5. 播散

（1）坏死病灶侵蚀血管，大量细菌进入血液循环，引起包括肺的全身粟粒性结核，如脑、骨、肾结核等。

（2）沿支气管播散到其他肺叶。

（3）大量痰菌被咽入消化道，可引起肠结核、腹膜结核等。

（4）直接蔓延到胸膜引起结核性胸膜炎。

四、临床表现

（一）症状

1. 全身症状

（1）发热为肺结核最常见的全身性毒性症状，低热多在午后或傍晚出现，伴以面颊潮红，故名午后潮热。

（2）伴有乏力、食欲减退、体重减轻、盗汗等。

（3）妇女则可出现月经不规则或闭经。

（4）当肺部病灶急剧进展播散时，可有高热39℃～40℃，稽留不退或呈弛张热，中毒症状重。

2. 呼吸系统症状

（1）咳嗽、咳痰。

（2）咯血：①痰中带血是由于炎性病灶使毛细血管通透性增强引起。②中等量咯血多为小血管损伤。③大咯血多因空洞内的较大血管破裂所致。大咯血时可发生失血性休克；有时血块阻塞大气道，引起窒息。

（3）胸痛。

（4）呼吸困难。

（二）体征

1. 早期病变多无异常体征。

2. 病变范围较大时可出现

（1）患侧呼吸运动受限。

（2）语颤增强。

（3）病变部位叩诊呈浊音。

（4）听诊呼吸音减弱或可闻及湿啰音。

3. 好发部位　发生于肺上叶的尖后段和下叶背段，故锁骨上下区、肩胛间区咳嗽后闻及湿啰音时，对诊断有参考意义。

4. 病变肺组织大面积纤维化、钙化，胸膜粘连增厚时，可使患侧胸部塌陷，纵隔气管向患侧移位，健侧出现代偿性肺气肿。

（三）临床分型与分期

临床分型		各型特点
原发型肺结核（Ⅰ型）		1. 原发综合征和支气管淋巴结核 2. 原发病灶、淋巴管炎和局部淋巴结炎三者构成原发综合征 3. 多见于儿童及人烟稀少地区的成年人 4. 检查在肺部有原发灶，相应的淋巴管增粗及肺门淋巴结肿大 5. 结核中最轻的一种
血行播散型肺结核（Ⅱ型）	急性粟粒型肺结核	1. 由结核菌一次或短时间进入血液循环引起的 2. 全身中毒症状重，可有高热、呼吸困难等，可并发结核性脑膜炎 3. X线显示两肺均匀一致的粟粒状阴影。早期透视不明显，不易及时诊断
	亚急性或慢性血行播散型肺结核	1. 在机体具有一定免疫力的基础上，由于少量结核菌多次侵入血循环引起 2. 临床症状具有反复性和阶段性特点，病情发展较慢 3. X线表现为大小不等、新旧不一的病灶，分布不均，多在两肺上、中野
继发型肺结核（Ⅲ型）	浸润性肺结核	1. 随病变进展，可有发热、盗汗、消瘦、胸痛、咳嗽、咳痰甚至咯血等症状 2. 病变多在上叶尖、后段或下叶的背段，故在两侧锁骨上下区或肩胛间区有时可听到湿啰音
	慢性纤维空洞型肺结核	1. X线检查可见大小不等、密度不均、模糊斑片状阴影，其间可有条索状阴影 2. 病变进展可形成空洞，常经支气管播散至两肺其他部位
	干酪样肺炎	当机体免疫力显著低下，同时对结核菌变态反应异常增高时，可以形成大片状或小片状多发的干酪样坏死。X线表现为大片浓的致密阴影，可出现蚕食样空洞
	结核球	当机体免疫力好转、增强时，渗出性或干酪坏死灶被纤维包围，或空洞引流造成支气管阻塞，致空洞内干酪样物干涸，凝集成球状，称为结核球

续表

临床分型	各 型 特 点	
结核性 胸膜炎 （Ⅳ型）	干性胸 膜炎	1. 病变侧胸膜有纤维素渗出，呼吸与咳嗽产生胸痛 2. 听诊时有胸膜摩擦音 3. X 线检查无明显异常
	渗出性 胸膜炎	1. 发病急，高热、胸痛、咳嗽、气促 2. 体征有患侧胸廓饱满、呼吸运动减弱、气管向健侧移位，触诊语音震颤减低，叩诊呈浊音或实音，听诊呼吸音减弱或消失 3. X 线显示患侧为均匀一致的阴影，外侧上缘呈弧形升高。此型胸膜炎临床较常见
其他肺外结核（Ⅴ型）	如骨结核、肾结核、结核性脑膜炎等	
菌阴肺结核（Ⅵ型）	三次痰涂片及一次培养阴性肺结核 ①典型肺结核临床症状和胸部 X 线表现 ②抗结核治疗有效 ③临床可排除其他非结核性肺部疾患 ④PPD（5IU）强阳性，血清抗结核抗体阳性 ⑤痰结核菌 PCR 和探针检测呈阳性 ⑥肺外组织病理证实结核病变 ⑦支气管肺泡灌洗液检出抗酸分枝杆菌 ⑧支气管或肺部组织病理证实结核病变 具备①～⑥中 3 项或⑦～⑧中任何 1 项可确诊	

进展期或好转期均属活动性，需要治疗；稳定期为非活动性肺结核，属临床治愈。

五、实验室及其他检查

（一）痰结核菌检查

1. 确诊　痰中找到结核菌是确诊肺结核的主要依据。

2. 方法　常用的方法有直接涂片、集菌涂片、培养法等。痰菌阳性说明病灶是开放性的；痰菌阴性者亦不能轻易否定结核及其传染性。

（二）X 线检查

是早期诊断肺结核的主要方法，并能判断病变的性质、范围和部位。

病灶性质	病灶名称	X线表现
活动性病灶	渗出性病灶	云雾状或片絮状，密度较淡，边缘模糊不清
	干酪性病灶	密度较高，浓淡不一
	空洞性病灶	环形边界的透光区
静止性病灶	纤维化、钙化、硬结病灶	斑点、条索、结节状，密度较高，边缘清晰

（三）结核菌素皮肤试验（TST）

1. 方法　常用旧结素或纯蛋白衍化物（PPD）0.1ml，（内含5IU），于左前臂屈侧皮内注射成皮丘（方法、大小与青霉素试敏相同），经48～96小时测量皮肤硬结直径。

2. 结果判断　皮肤硬结直径：①小于5mm为阴性（－）；②5～9mm为弱阳性（＋）；③10～19mm为阳性（＋＋）；④20mm以上或局部有水疱、坏死为强阳性（＋＋＋）。

3. 意义

（1）阳性：①仅表示曾有结核分枝杆菌感染；②如高倍稀释（1∶10000）结素反应强阳性，可作为诊断活动结核的参考条件；③3岁以下儿童结素阳性反应，应视为活动性结核病。

（2）阴性：①未受过结核分枝杆菌的感染；②感染后4～8周内未充分建立变态反应；③免疫力下降或免疫力受抑制。

（四）其他检查

1. 血液检查

（1）急性粟粒型肺结核可有白细胞总数减低或类白血病反应。

（2）活动性肺结核血沉可以增快，常提示病灶进展，但对肺结核的诊断无特异性，可作为判断疗效的参考。

2. 胸腔积液检查　属渗出液性质，可呈血性。

3. 纤维支气管镜检查　仅用于发现支气管内膜结核或需要排除其他肺部疾病。

六、诊断与鉴别诊断

(一) 诊断

1. 临床上缓慢起病，持续午后发热、盗汗、消瘦、咳嗽、咯血，或发热 2 周以上。

2. 在锁骨上下区域或肩胛间区听到湿啰音。

3. 一般抗菌药物无效。

4. X 线检查是早期发现肺结核的重要方法。

5. 痰检结核菌是确诊肺结核并确定其传染性的最可靠方法。

6. 我国现用肺结核分类法包括按肺结核类型、病变范围及空洞部位、痰菌检查、活动性及转归 4 个部分。

病变范围按左、右侧分别记录，右侧病变记在横线之上，左侧记在横线之下。如果一侧无病变，以 (－) 表示。以第二、第四前肋下缘内端水平，将两肺各分为上、中、下肺野，并以"上""中""下"标记病变所在部位。有空洞者，在相应部位同时加"0"号。痰菌检查结果分别以 (＋) (－) 表示，并以"涂""集""培"分别表示涂片、集菌、培养检查的方法。血行播散型肺结核加括弧注明"急性""亚急性"或"慢性"；干酪性肺炎也在类型后加括弧注明，结核球于其所在部位注明。

例如：浸润性肺结核 $\dfrac{上\,0\,中}{中}$ 涂 (＋) 进展期。

(二) 鉴别诊断

鉴别疾病	鉴别要点		
	病　程	临床表现	辅助检查
肺癌	多见于 40 岁以上的患者；可有长期吸烟史	常无发热等全身中毒症状	痰液脱落细胞检查可发现癌细胞；X 线及支气管镜检查有其特征性改变
肺炎球菌肺炎	青霉素治疗有效，病程较短；肺部炎症一般在 3 周左右完全消失	急性起病，寒战高热，咳铁锈色痰	X 线检查多于某一肺段或肺叶见密度均匀一致阴影；白细胞数及中性粒细胞增多；痰涂片检查为肺炎链球菌

鉴别疾病	鉴别要点		
	病程	临床表现	辅助检查
肺脓肿	起病急	发热，畏寒，咳嗽，咳大量脓臭痰，静止后痰可分3层；慢性患者有杵状指（趾）	白细胞明显增高；X线检查空洞内往往有液平面；痰结核菌阴性
支气管扩张	幼年起发病	慢性咳嗽，咳大量脓痰，反复咯血肺部听诊下肺固定性湿啰音，常有杵状指（趾）	X线检查无肺结核病灶，病变多在下叶，仅有肺纹理粗乱，有时呈卷发状阴影；痰结核菌阴性；支气管造影可显示扩张的支气管
慢性支气管炎	发病年龄较大	常无明显的全身中毒症状，慢性咳嗽、咳痰，很少咯血	X线可见肺纹理改变及肺气肿表现；痰检无结核菌

七、治疗

（一）化学药物治疗（简称化疗）

1. 用药原则　早期、适量、联合、规律、全程。

2. 常用的抗结核药物

（1）第一线化疗药物

异烟肼（H）——副作用：末梢神经炎、肝功能异常。

利福平（R）——副作用：肝功能损害。

链霉素（S）——副作用：①前庭功能紊乱（眩晕、共济失调）；②变态反应（皮疹、剥脱性皮炎、药物热和嗜酸粒细胞增多症）；③面部和口周发麻，是药物不纯所致，除反应严重者外，一般不需停药。

吡嗪酰胺（Z）——副作用：主要有胃肠道不适、肝功损害、尿酸血症、发热、关节痛等。

（2）第二线化疗药物：对氨水杨酸（P）、乙胺丁醇（E）、卷曲霉素、氨硫脲、卡那霉素等。

3. 用药方法

（1）初治：即首次发现肺结核，既往未用过抗结核药物或已用过、但不足1个月者为初治。初治涂片阳性病例如：①2HRZE（S）/4HR，强化期用 H、R、Z、E(S)，每天 1 次，共 2 个月；巩固期用 H、R，每周 1 次，共 4 个月。②2HRZE(S)/4H3R3，强化期用 H、R、Z、E(S)，每天 1 次，共 2 个月；巩固期用 H、R，每周 3 次，共 4 个月。③2H3R3Z3E3(S3)/4H3R3，强化期用 H、R、Z、E(S)，每周 3 次，共 2 个月；巩固期用 H、R，每周 3 次，共服 4 个月。

（2）复治：凡初治失败、规则用药满疗程后痰菌复阳、不规则化疗超过 1 个月、慢性排菌患者的治疗均列为复治。既往若未用过 RFP、EMB 或 PZA，则此 2~3 种药联合疗效最佳，疗程 6~9 个月或稍长。喹诺酮类药物为复治提供了新的选择，但必须与其他有效药物联合。复治方案中均保留 INH。

4. 疗效判定

（1）痰液细菌学检查是考核疗效的主要指标：①痰菌转阴说明病灶内细菌大量减少或完全灭绝，已不再是传染源；②若痰菌转阳，则提示病情复发，治疗失败。

（2）X 线检查是判断病情转归的重要依据，但疗效判定需结合临床表现和痰菌检查。

（二）对症治疗

退热；镇咳化痰；少量咯血无需处理，宜安静休息，消除精神紧张，必要时给镇静剂等。

（三）大咯血的紧急处理

1. 保持呼吸道通畅，防止窒息，咯血窒息是咯血致死的主要原因。

2. 吸氧。

3. 镇静　可肌肉注射地西泮，但年老体弱、肺功能不全者慎用。

4. 止血　垂体后叶素静脉滴注。禁用于有高血压、心脏疾病患者及孕妇。亦可选用其他止血药如氨基己酸、肾上腺素等。大咯血患者可输血，既可补充失血也有助于止血。

5. 手术治疗　反复大咯血、经各种内科治疗无效者，在明确出血部位情况下，可考虑外科手术治疗，做肺叶切除。

（四）糖皮质激素治疗

1. 一般情况下不用糖皮质激素治疗。

2. 适应证 病情严重，病变广泛，伴高度中毒的急性粟粒型肺结核、干酪性肺炎、结核性脑膜炎、急性结核性胸膜炎伴大量胸腔积液的病人。

（五）手术治疗适应证

1. 纤维厚壁空洞，经短期（3 个月）化疗而空洞无明显缩小，痰菌持续阳性者。

2. 大块干酪性病变和结核球。

3. 经化疗后痰菌转阴性，但并发肺不张或支气管扩张者。

4. 开放性愈合空洞。

5. 结核性脓胸 可做肺叶切除术，不能采用肺叶切除的上叶空洞可做胸廓改形术。

巩固与练习

1. 下列关于肺结核病原学描述正确的是（　　　）

A. 肺结核需要 4~6 天才能繁殖成明显的菌落

B. 牛型结核杆菌对人没有致病性

C. 结核具有抗酸性，抵抗力弱

D. 休眠菌无致病力和传染性

E. B 型结核菌致病力最强

2. 活动性肺结核患者最简单可靠的灭菌方法是（　　　）

A. 紫外线照射　　　　　　　　B. 把痰吐到纸上直接烧掉

C. 消毒剂喷洒　　　　　　　　D. 高温加热

E. 低温冷冻

3. 早期诊断肺结核的方法是（　　　）

A. 痰找结核菌　　　　　　　　B. X 线检查

C. 胸部 CT　　　　　　　　　　D. 临床表现

E. 纤维支气管镜

4. 抗结核治疗的用药原则是（　　　）

　　A. 早期、适量、联合、规律、全程

　　B. 早期、足量、联合、规律、全程

　　C. 择期、足量、规律、间断、联合

　　D. 择期、足量、单一、间断、规律

　　E. 早期、适量、联合、间断、全程

参考答案

　　1. D　2. B　3. B　4. A

第七章　原发性支气管肺癌

【考点重点点拨】

1. 病因、病理和分类
2. 临床表现、实验室及其他检查
3. 诊断与鉴别诊断
4. 治疗

一、病因

1. 吸烟：最重要的原因。
2. 大气污染。
3. 职业性致癌因素　如砷、铬、石棉、镍及放射性粉尘等均有致癌作用，长期接触这些物质可诱发肺癌。
4. 电离辐射。
5. 饮食与营养。
6. 其他诱发因素。
7. 遗传和基因改变。

二、病理和分类

（一）按解剖学部位分类

	中央型肺癌	周围型肺癌
生长部位	生长在叶、段以上的支气管，位于肺门附近	生长在叶、段以下的支气管，位于肺的边缘部位
发生比例	约占3/4	约占1/4
常见组织类型	以鳞状上皮细胞癌和小细胞未分化癌较为常见	以腺癌较常见

（二）按组织病理学分类

1. 小细胞肺癌　燕麦细胞型、中间细胞型和复合燕麦细胞型。

2. 非小细胞肺癌

（1）鳞状细胞癌。

（2）腺癌。

（3）大细胞肺癌。

（4）其他：腺鳞癌、肉瘤样癌、类癌等。

三、临床表现

原发癌肿引起的症状	1. 咳嗽：刺激性咳嗽，压迫气管可出现高音调金属音 2. 血痰或咯血 3. 胸闷、气急、喘鸣 4. 发热 5. 消瘦和恶病质
肿瘤局部扩展引起的症状	1. 胸痛：与呼吸、咳嗽关系不大 2. 吞咽困难、声音嘶哑、上腔静脉压迫综合征 3. 霍纳综合征：位于肺尖部的肺癌称肺上沟瘤（Pancoast 瘤），常压迫颈交感神经引起同侧瞳孔缩小、上眼睑下垂、眼球内陷、额部少汗等
癌肿远处转移引起的症状	1. 肺癌转移至脑、中枢神经系统时，可发生头痛、呕吐、眩晕、共济失调、脑神经麻痹、单肢麻痹、半身不遂以及其他神经症状 2. 转移至骨骼，特别是肋骨、脊椎、骨盆时，则有局部疼痛和压痛 3. 有肝转移时，可出现厌食、肝肿大、黄疸和腹水等 4. 肺癌多首先发现锁骨上和颈部淋巴结肿大。皮下转移时，可触及皮下结节
癌肿作用于其他系统引起的肺外表现	少数肺癌患者有时可伴有骨、关节病变，如杵状指（趾）、肥大性骨关节病和内分泌紊乱引起的库欣综合征、高钙血症等

四、实验室及其他检查

（一）X 线检查

疾　病	X 线表现
中央型肺癌	1. 直接 X 线征象：多为一侧肺门类圆形阴影，边缘毛糙，可有分叶或切迹表现，肿块与肺不张、阻塞性肺炎并存时，可呈现 "S" 形 X 线征象 2. 间接 X 线征象：可形成局限性肺气肿、肺不张、阻塞性肺炎等征象

疾　病	X 线表现
周围型肺癌	癌瘤中心坏死形成空洞，其特点为壁较厚，内壁不规则，凹凸不平，多偏心
细支气管－肺泡癌	可形成两肺弥漫浸润或局限性结节阴影

（二）痰液脱落细胞检查

直接发现癌细胞。

（三）纤维支气管镜检查

为确诊肺癌的重要检查方法。

（四）活组织检查

病理学检查对肺癌的确诊和组织分型具有决定性意义。

（五）其他

放射性核素肺扫描、开胸探查等。

五、诊断与鉴别诊断

（一）诊断

1. 肺癌早期诊断　临床上对 40 岁以上，特别是男性，长期吸烟或有职业性致癌物质接触史者，出现下列情况应高度怀疑肺癌的可能性，应选择做痰检、支气管镜检、胸水和活组织检查等，以力求早期明确诊断。

（1）原因不明的刺激性干咳，治疗无效。

（2）有慢性呼吸道疾病，咳嗽性质突然改变者。

（3）原因不明的持续性胸痛及腰背痛。

（4）无慢性呼吸道疾病，出现持续性痰中带血。

（5）同一部位反复出现肺炎。

（6）原因不明的肺脓肿。

（7）原因不明的四肢关节痛、杵状指（趾）、声音嘶哑、上腔静脉压迫综合征等。

（8）X线检查有局限性肺气肿、肺不张、孤立性圆形病灶和单侧肺门阴影增大。

（9）原有肺结核已稳定，他处出现新病灶，或结核灶"恶化"，而抗结核治疗无效者。

2. 肺癌分期诊断

肺癌分期	癌 肿 范 围
隐性肺癌	—
0期（原位癌）	—
Ⅰ期	肿瘤未累及一侧全肺叶且无胸腔积液者，未发生任何转移
Ⅱ期	肿瘤未累及一侧全肺叶且无胸腔积液者，已发生同侧支气管或肺门淋巴结转移
Ⅲa期	癌肿有局部转移，或侵犯隆凸下，或侵犯同侧纵隔淋巴结，或直接侵犯胸壁、纵隔、胸膜等，单位累及心脏、大血管、胸椎等器官
Ⅲb期	肿瘤已蔓延至整个肺部、纵隔，有恶性胸腔转移，但未发生远处转移
Ⅳ期	肿瘤晚期，且已发生远处转移

（二）鉴别诊断

鉴别疾病	鉴 别 要 点
肺炎链球菌肺炎	1. 多见于青壮年 2. 急性起病 3. 寒战高热，咳铁锈色痰 4. 白细胞增高 5. 抗感染治疗有效
肺结核	1. 多见于儿童或青年 2. 常有持续性发热及全身中毒症状，可有反复咯血，病程长 3. 痰液可检出结核菌，X线检查有结核灶的特征 4. 抗结核治疗有效
肺脓肿	1. 肺脓肿起病急，全身中毒症状重，常有寒战、高热、咳嗽及咳大量脓痰 2. 白细胞及中性粒细胞增高。慢性肺脓肿以厚壁空洞为主要表现，内有液平
结核性胸膜炎	1. 结核性胸膜炎胸液多为草黄色或深黄色，少数呈血性，抗结核治疗迅速奏效 2. 癌性胸液增长迅速，常为血性，抗结核治疗无效，可找到癌细胞。抽液后X线检查可发现肺部或胸膜肿块

六、治疗

（一）非小细胞肺癌（NSCLC）

1. 局限性病变

（1）手术：对于耐受手术的Ⅰ、Ⅱ期 NSCLC，首选手术。

（2）根治性放疗：Ⅲ期患者以及拒绝或不能耐受手术的Ⅰ、Ⅱ期患者均可考虑根治性放疗。

（3）根治性综合治疗：对产生 Horner 综合征的肺上沟瘤可采用放疗和手术联合治疗。

2. 播散性病变

（1）化学药物治疗。

（2）放射治疗。

（3）靶向治疗。

（4）转移灶治疗：伴颅脑转移时可考虑放疗。

（二）小细胞肺癌（SCLC）

以化疗为主的综合治疗以延长患者生存期。

1. 化疗。

2. 放疗　对明确有颅脑转移者应给予全脑高剂量放疗。

3. 综合治疗。

（三）生物反应调节剂

为小细胞肺癌提供了一种新的治疗手段。

（四）中医药治疗

与西药治疗起协同作用。

巩固与练习

1. 原发性支气管肺癌最重要的病因是（　　　）

    A. 空气污染　　　　　　　　B. 吸烟

    C. 电离辐射　　　　　　　　D. 职业致癌因子

　　E. 家族遗传

2. 下列属于肺癌原发肿瘤引起的表现是（　　　）

　　A. 发热　　　　　　　　　　B. 胸痛

　　C. 吞咽困难　　　　　　　　D. 淋巴结肿大

　　E. Cushing 综合征

3. 针对原发性支气管肺癌简单而有效的早期诊断方法是（　　　）

　　A. 痰脱落细胞　　　　　　　B. 胸部 X 线

　　C. 纤维支气管镜　　　　　　D. 肿瘤标志物

　　E. 淋巴结活检

4. 非小细胞肺癌的重要治疗方法是（　　　）

　　A. 手术治疗　　　　　　　　B. 化学药物治疗

　　C. 姑息治疗　　　　　　　　D. 放射治疗

　　E. 生物反应调节剂

5. 下列关于周围型肺癌的描述正确的是（　　　）

　　A. 以腺癌较为常见　　　　　B. 约占肺癌的 3/4

　　C. 生长在段支气管以上　　　D. 位于肺门附近

　　E. 纤维支气管镜的确诊率可达 98%

参考答案

　　1. B　2. A　3. A　4. A　5. A

第二篇
循环系统疾病

第一章　心力衰竭

【考点重点点拨】

1. 病因、发病机制及病理生理
2. 临床表现、心功能分级
3. 诊断及鉴别诊断
4. 急性和慢性心衰治疗

一、定义

各种心脏结构或功能性疾病→心室充盈及（或）射血能力受损而引起的一组综合征。

二、分类

1. 按发生部位　左心衰、右心衰和全心衰。
2. 按发生缓急　急性和慢性心衰。
3. 按心脏功能　收缩性和舒张性心衰。
临床上以慢性收缩性左心衰竭最多见。

三、病因

心衰的病因

基本病因	原发性心肌损害	1. 缺血性心肌病 2. 心肌炎和心肌病 3. 心肌代谢障碍性疾病
	心脏负荷过重	1. 压力负荷过重 2. 容量负荷过重
	心室舒张期充盈受限	

续表

诱发因素	感染：呼吸道感染最常见、最重要的诱因	
	心律失常	1. 快速→舒张期过短，心室充盈不足 2. 缓慢→严重心动过缓，心排血量明显减低
	体力活动和情绪激动	
	妊娠与分娩	
	血容量增加	1. 输液过多过快 2. 摄钠盐过多
	治疗不当	1. 洋地黄 2. 负性肌力药物
	其他	1. 代谢性酸中毒 2. 电解质紊乱

四、病机与病理生理

（一）代偿机制

具有负性效应。

1. 血流动力学改变（Frank – Starling 定律）

（1）在一定限度内心脏前负荷↑⇨心搏出量↑。

（2）超过一定限度后前负荷的增加⇨心室舒张末期压力↑⇨心房压、静脉压↑⇨肺或腔静脉淤血。

2. 心肌肥厚　心肌纤维增多，细胞数并不增多。

3. 神经体液代偿

交感兴奋性增强：去甲肾上腺素（NE）↑⇨心肌细胞凋亡

肾素血管紧张素系统激活：血管紧张素 Ⅱ、醛固酮↑⇨加重心肌损伤

心钠肽 ANP、脑钠肽 BNP：促进排钠利尿，扩张血管，与心衰严重程度正相关。

（二）心室重塑

神经体液过度激活，导致心肌肥厚、心肌细胞坏死及凋亡。

五、慢性心力衰竭

（一）临床表现

慢性左心衰竭与慢性右心衰竭鉴别表

鉴别要点		左心衰	右心衰
基础疾病		冠心病、高心病、心肌病	瓣膜病、慢性肺心病
病理改变		肺淤血、重要脏器灌注不足	体循环淤血
症状		1. 程度不同的呼吸困难：最早出现、最重要、最常见 （1）劳力性呼吸困难 （2）夜间阵发性呼吸困难 （3）心源性哮喘 2. 咳嗽、咳痰和咯血 3. 其他：乏力、发绀、嗜睡或烦躁、食欲不振、尿量减少、心悸	1. 消化道症状： 2. 发绀、尿量减少、夜尿增多、蛋白尿、肾功减退 3. 心源性肝硬化
体征	心脏	1. 心脏固有体征 2. 心浊音界扩大 3. 心率增快	
		1. P_2 亢进 2. 心尖部舒张期奔马律	胸骨下端左缘舒张期奔马律
	其他	1. 肺部湿啰音 2. 交替脉	1. 体循环淤血体征：①颈静脉怒张；②肝肿大；③水肿、胸腔积液、腹水 2. 发绀 3. 营养不良、恶病质

（二）实验室与其他检查

1. X 线检查

（1）心影大小及外形有助于原发心脏病的诊断，了解心脏功能状态。

（2）肺淤血的程度直接反应心脏功能状态。

①肺静脉压增高⇨肺门血管影增强。

②间质性肺水肿⇨肺野模糊、Kerley B 线。

③急性肺水肿⇨肺门呈蝴蝶状影，肺野可见大片融合阴影。

2. 超声心动图

比 X 线更准确地提供各心腔大小变化、心瓣膜结构及功能情况。

（1）收缩功能：射血分数（EF）正常＞50％，40％～50％为轻度减低，30％～40％为中度减低，＜30％为重度减低。

（2）舒张功能：E/A比值，正常人≥1.2，舒张功能不全时E/A比值降低。

3. 心电图：原发病表现，左心室肥厚劳损，左心房负荷增加。

4. 实验室检查

（1）利钠肽　是心衰诊断、患者管理、风险评估的重要指标，常用BNP及NT－proBNP。

（2）肌钙蛋白　明确是否存在ACS。

（3）常规检查　血尿常规，肝肾功能。

（三）诊断与鉴别诊断

1. 诊断

（1）有原发器质性心脏病。

（2）左心衰⇨呼吸困难等肺淤血症状；右心衰⇨颈静脉怒张、肝肿大、水肿等体循环淤血症状。

（3）辅助检查阳性。

（4）临床诊断应包括心脏病的病因、病理解剖、病理生理、心律及心功能分级等诊断。

2. 心脏功能评价

心衰的分级

分级	日常体力活动
I	不受限制
II	轻度受限
III	明显受限
IV	严重受限

心衰的分期

分期	状态
A期（前心衰阶段）	有心力衰竭的高危因素，但没有器质性心脏病或心衰的症状
B期（前临床心衰阶段）	有器质性心脏病，但没有心力衰竭的症状

续表

分期	状态
C 期（临床心衰阶段）	有器质性心脏病且目前或以往有心衰症状
D 期（难治性终末心衰阶段）	需要特殊干预治疗的难治性心力衰竭

6 分钟步行试验：<150m、150~450m 和 >450m 分别为重度、中度和轻度心衰

3. 鉴别诊断

呼吸困难的鉴别

鉴别要点	心源性哮喘	支气管哮喘
病史	高血压、心脏病	过敏史、哮喘发作史、家族史
发病年龄	40 岁以上多见	儿童、青少年多见
症状	混合性呼吸困难，与体位相关	呼气性呼吸困难
体征	肺部干、湿啰音	双肺哮鸣音
胸片	肺淤血征、左心扩大	类肺气肿征

（四）治疗

1. 病因治疗：治疗基本病因，消除诱因。

2. 减轻心脏负荷：①休息；②限制钠盐的摄入；③应用利尿剂；④血管扩张药。

3. 增加心肌收缩力：①洋地黄类药；②非洋地黄类正性肌力药：肾上腺素能受体兴奋剂（多巴胺、多巴酚丁胺）、磷酸二酯酶抑制剂（氨力农、米力农）。

4. 应用血管紧张素转换酶抑制剂（ACEI） ⎫
5. β 受体阻滞剂。   ⎬ 延缓心肌重塑，改善预后的金三角
6. 醛固酮受体拮抗剂。   ⎭

7. 治疗慢性心衰的药物

药物	机理	适应证	禁忌证	副作用及注意事项
利尿剂	保钾：螺内酯	1. 常与排钾利尿剂合用 2. 中重度心衰	不宜与 ACEI、ARB 类合用	电解质紊乱 注意血钾
	排钾：噻嗪类、袢利尿剂	1. 轻度：噻嗪类 2. 较重：袢利尿剂	噻嗪类禁用于痛风患者	

续表

药物	机理	适应证	禁忌证	副作用及注意事项
ACEI 卡托普利 贝那普利	1. 抑制 RAS、扩张周围血管，抑制交感 N 兴奋 2. 抑制缓激肽降解、前列腺素生成增多	轻、中、重度心衰	1. 妊娠妇女 2. 双侧肾动脉狭窄 3. 无尿性肾衰 4. 高钾 5. ACEI 过敏者 6. 血肌酐 $>225\mu mol/L$	1. 小剂量开始 2. 联合利尿剂时注意低血压 3. 干咳不能耐受者，可用 ARB
β 受体阻滞剂 美托洛尔 比索洛尔 卡维地洛	阻断由交感 N 系统持续激活介导的心室重构	NYHA Ⅱ级、Ⅲ级病情稳定的心衰患者	1. 支气管痉挛性疾病 2. 心动过缓 3. Ⅱ度以上房室传导阻滞	从极小剂量开始，切忌骤然停药
洋地黄类 西地兰 地高辛 毒毛花苷 K	1. 正性肌力 2. 负性频率 3. 负性传导	1. 最佳指征：慢性充血性心衰伴房颤 2. 房扑或伴快速室率的房颤 3. 室上速	1. 预激合并房扑、房颤 2. Ⅱ度或高度房室传导阻滞 3. 窦性心律的单纯重度二尖瓣狭窄 4. 肥厚型心肌病	洋地黄中毒： 1. 胃肠道反应 2. 心脏：最重要的为心律失常，最常见的为室早 3. 神经系统症状
多巴胺	1. 心肌收缩力增强 2. 血管扩张	慢性心衰加重	不宜长期应用	小剂量 2 ~ $5\mu g/(kg \cdot min)$
米力农	磷酸二酯酶抑制剂、cAMP↑	重症心衰，不能控制		短期应用

8. 洋地黄中毒处理

（1）立即停药，单发室早，一度 AVB 可自行消失。

（2）补充钾盐及镁盐。

（3）快速性心律失常：苯妥英钠、利多卡因。

（4）缓慢性心律失常：首选阿托品

（5）电复律禁用。

9. 治疗方案：NYHA 分级

（1）Ⅰ级：控制诱发与加重心力衰竭的各种因素，口服 ACEI。

（2）Ⅱ级：口服 ACEI，联合应用利尿剂、β 受体阻滞剂、根据情况需要用或不用地高辛。

（3）Ⅲ级：口服 ACEI，联合应用利尿剂、β 受体阻滞剂、地高辛。可加用醛固酮受体拮抗剂。

（4）Ⅳ级：口服 ACEI，联合应用利尿剂、地高辛，可加用醛固酮受体拮抗剂。症状改善、病情平稳后，可考虑应用 β 受体阻滞剂。

六、急性心力衰竭

（一）定义

急性心脏病变⇨心排血量急骤而显著减少⇨$\begin{cases}急性淤血 \\ 脏器组织灌注不足\end{cases}$

（二）病因

1. 心肌收缩力急性减退 $\begin{cases}\text{AMI} \\ 心肌炎\end{cases}$

2. 急性负荷过重 $\begin{cases}容量负荷过重：瓣膜穿孔、乳头肌断裂、 \\ \qquad\qquad\qquad 输液过多 \\ 压力负荷过重：急性型高血压、严重瓣膜狭窄\end{cases}$

3. 严重心律失常 $\begin{cases}持续缓慢性（<35 次/分）心律失常 \\ 快速性（>100 次/分）心律失常\end{cases}$

（三）临床表现

急性肺水肿表现

症　　状	体　　征
1. 突发严重呼吸困难，端坐呼吸，咳大量粉红色泡沫样血痰，甚至咯血 2. 面色苍白、发绀、冷汗淋漓、烦躁不安、表情恐惧，严重者意识模糊	1. 双肺底可闻及湿啰音，心率 >100 次/分，可闻及心尖部舒张期奔马律，肺动脉瓣第二心音亢进 2. 血压正常或一过性上升→血压下降、心源性休克，昏迷，甚至死亡

（四）诊断与鉴别诊断

根据病史、诱因、典型症状与体征作出临床诊断，与支气管哮喘发作及其他原因引起的休克鉴别。

（五）治疗

1. **体位**　坐位，双腿下垂，减少静脉回流，必要时轮流结扎四肢。

2. **镇静**　应用吗啡，已有呼吸抑制者慎用。

3. **吸氧**　首要环节，高流量 6～8L/min。

4. **增强心肌收缩力**　西地兰 0.2～0.4mg 加入 5% 葡萄糖 20ml 中缓慢静注。

5. **快速利尿**　首选袢利尿剂，呋塞米，20～40mg 稀释后静注。

6. **应用血管扩张剂**　硝普钠，硝酸甘油。

7. **其他**　氨茶碱、机械辅助治疗。

8. **消除诱发因素、积极治疗原发病。**

巩固与练习

1. 下列可以使用 β 受体阻滞剂的是（　　）

　　A. 急性左心衰患者

　　B. 心功能 Ⅲ 级患者

　　C. 心功能 Ⅱ 级合并三度 AVB

　　D. 心功能 Ⅱ 级合并支气管哮喘

　　E. 急性心梗合并心源性休克

2. 左心衰最早出现的症状是（　　）

　　A. 疲乏无力　　　　　　　　B. 劳力性呼吸困难

　　C. 阵发性夜间呼吸困难　　　D. 夜间卧床时咳嗽

　　E. 失眠，尿少，头晕

3. 慢性心力衰竭急性发作最常见的诱因是（　　）

　　A. 过劳与情绪波动　　　　　B. 输液过多过快

　　C. 感染　　　　　　　　　　D. 心律失常

　　E. 不适当的用药

4. 最常伴发急性左心功能衰竭的疾病是（　　）

　　A. 肺梗死　　　　　　　　　B. 室间隔缺损

　　C. 肺动脉瓣狭窄　　　　　　D. 急进性高血压

　　E. 主动脉窦瘤破裂入右心室

5. 提示急性肺水肿的临床表现是（　　　）

    A. 气促、烦躁不安

    B. 心率加快，心尖出现奔马律

    C. 肺部有哮鸣音

    D. 咯粉红色泡沫痰

    E. 肺动脉瓣第二音亢进

参考答案

1. B　2. B　3. C　4. D　5. D

第二章 常见心律失常

常见心律失常的诊断及治疗

一、概论

（一）定义

由于各种原因导致的心脏激动的起源、传导时间与顺序异常，表现为心脏节律与频率异常。

（二）心脏起搏传导系统

窦房结→ 结间束 $\begin{cases}前\\中\\后\end{cases}$→房室结→希氏束→束支 $\begin{cases}左束支\begin{cases}前支\\后支\end{cases}\\右束支\end{cases}$浦肯野纤维网

交感神经兴奋⇨增强自律性与传导

迷走神经兴奋⇨抑制自律性与传导

（三）病因

（1）器质性心脏病：缺血性心脏病最常见。

（2）非心源性疾病：内科的严重疾患多可引发心律失常。

（3）功能性因素：自主神经功能紊乱、生理情况。

（4）医源性因素：抗心律失常药物均有致心律失常作用、介入性心血管病诊疗。

（5）其他：电解质紊乱、严重缺氧、代谢性酸中毒等。

（四）病机

（1）冲动形成的异常：自律性增高、异常自律性、触发活动。

（2）冲动传导异常：折返激动、传导障碍。

（五）分类

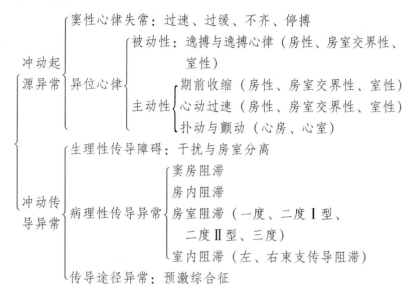

（六）诊断

1. 根据病史、症状、体征（尤其是心脏体征）可初步诊断。

2. 辅助检查

（1）心电图：是诊断心律失常最常用最重要的方法。

（2）动态心电图。

（3）运动心电图。

（4）食管心电图。

（5）心内电生理。

（七）抗心律失常药物的治疗

1. 治疗原则

（1）病因和诱因的纠正。

（2）注意抗心律失常药物适应证：直接导致明显症状或血液动力学障碍有致命危险。

（3）注意药物不良反应。

2. 抗心律失常药物的分类

抗快速心律失常药物的分类

分类	作用原理	代表药物	适应证
I 类	阻断快速钠通道	—	—
I A 类	减慢动作电位 0 相上升速度（V_{max}），延长动作电位时程	奎尼丁、普鲁卡因胺、丙吡胺	室性、室上性
I B 类	不减慢 V_{max} 缩短动作电位时程	美西律、苯妥英钠、利多卡因	室性
I C 类	减慢 V_{max} 减慢传导、轻微延长动作电位时程	氟卡尼、恩卡尼、普罗帕酮	室性、室上性
II 类	阻断 β 肾上腺素能受体	美托洛尔、阿替洛尔、比索洛尔	室性、室上性
III 类	阻断钾通道、延长复极	胺碘酮、索他洛尔	室性、室上性
IV 类	阻断慢钙通道	维拉帕米、地尔硫草	室上性

抗缓慢心律失常药物的分类

作用机制	代表药物	注意事项
β 受体兴奋剂	肾上腺素、异丙肾上腺素	慎用于高血压、冠心病
M 胆碱受体阻滞剂	阿托品	禁用于前列腺肥大、青光眼
其他	氨茶碱	忌静脉用量过大、滴速过快

二、心动过速

窦速、阵发性室上速、室速的比较

要点	窦速	阵发性室上速	室速
病因	1. 生理反应：运动、激动等 2. 病理反应：发热、贫血、甲亢、风湿热、心肌炎等 3. 药物影响	1. 通常无器质性心脏病 2. 少数器质性心脏病，药物中毒、预激	1. 器质性心脏病：冠心病最常见 2. 电解质紊乱 3. 药物中毒 4. 机械刺激、长 Q-T 综合征

续表

要点	窦速	阵发性室上速	室速
临床表现	1. 心悸、胸闷、乏力、气急、紧张、恐惧 2. HR > 100 次/分	1. 突发突止，持续时间长短不一 2. 心悸、紧张、乏力等 3. 血压↓，心律规整	1. 非持续性室速无症状 2. 持续性：可气促、低血压、心绞痛、晕厥等，甚至心衰 3. 节律不规整，第一心音强弱不等，低血压
ECG特点	1. 窦性心律（P波在Ⅰ、Ⅱ、aVF直立，aVR倒置，P~R间期为0.12~0.20s） 2. P波频率 > 100次/分	1. 心率 150~250 次/分，节律规整 2. QRS波群形态正常，伴束支或室内差异性传导时可出现宽大、畸形QRS波 3. 逆行P波	1. 连续出现3或3个以上室性早搏 2. 心室率 100~250 次/分 3. 心室率可规则或不规则 4. 房室分离 5. 心室夺获和心室融合波（特征性表现）
治疗	治疗原发病，避免诱因，必要时使用β受体阻滞剂	1. 刺激迷走N 2. 首选维拉帕米、腺苷 3. 洋地黄、β受体阻滞剂 4. 电复律、射频消融	1. 非持续性：去除病因和诱因，酌情用β受体阻滞剂 2. 持续性：有血液动力学障碍首选电复律；胺碘酮、利多卡因、β受体阻滞剂 3. 无效：介入和射频融

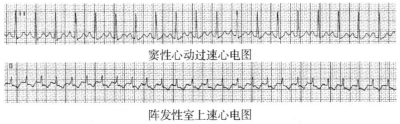

窦性心动过速心电图

阵发性室上速心电图

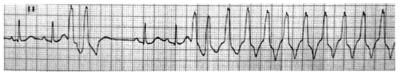

室性心动过速心电图

三、过早搏动

房早、交界性早搏、室早的比较

要点	房早	交界性早搏	室早
病因	1. 功能性 2. 器质性心脏病 3. 发热、缺氧、电解质素乱、甲亢等	1. 器质性心脏病 2. 洋地黄中毒 3. 少见于健康人	1. 器质性心脏病 2. 发热、缺氧、电解质素乱、酸碱失衡等 3. 功能性 4. 药物中毒：洋地黄、奎尼丁、三环类抗抑郁药
临床表现	1. 无器质性心脏病：无自觉症状或心悸、胸闷、短暂心脏停跳感、气急、乏力等 2. 有器质性心脏病：心悸、气急、胸闷、乏力、头晕、心绞痛发作等心脑供血不足表现 3. 心律不规整，可闻及早搏		
ECG特点	1. 提前出现的P波，形态不同 2. P-R间期≥0.12s 3. 提前出现的P波后QRS波群正常 4. 多为不完全代偿间歇	1. 提前出现的QRS-T波群，形态基本相同 2. 前无直立P波 3. 多为完全性代偿间歇	1. 提前出现的QRS波群宽大畸形，时间>0.12s，T波方向与QRS波群主波方向相反 2. 完全性代偿间歇
治疗	1. 不需特殊处理，病因及诱因治疗 2. 必要时应用β受体阻滞剂、普罗帕酮，监测副作用	不需特殊处理，病因及诱因治疗	1. 无器质性心脏病：必要时应用镇静剂或β受体阻滞剂、普罗帕酮、美西律 2. 器质性心脏病：加强病因治疗，必要时应用胺碘酮、β受体阻滞剂

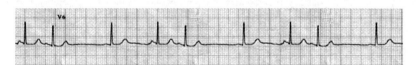

房性早搏心电图

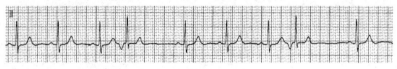

交界性早搏心电图

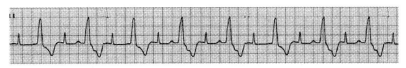

室性早搏心电图

四、房颤与房扑

房颤、房扑的比较

要点	心房扑动	房颤
病因	1. 阵发性可见于无器质性心脏病者 2. 持续性见于器质性心脏病、甲亢等	
临床表现	1. 具有不稳定型倾向 2. 心室率不快者可无症状 3. 心室率快者可心悸、气促，甚至发生心绞痛、心衰、低血压、休克等	1. 心室率不快者可无症状 2. 心室率快者可心悸、气促，甚至发生心绞痛、心衰、低血压、休克等 3. 可并发体循环栓塞：脑栓塞最常见 4. 典型体征：第一心音强度变化不定、心律极不规则、脉搏短绌
ECG特点	1. 规律锯齿样扑动波 F 波，心房率250～300 次/分 2. 心室率规则或不规则，2∶1 或 4∶1 传导 3. QRS 波形态正常或增宽畸形（出现传导阻滞时）	1. P 波消失，f 波出现，频率350～600 次/分 2. 心室率不规则，100～160 次/分 3. QRS 波形态正常或增宽（室内差异性传导）
治疗	1. 病因治疗 2. 转复心律：电复律成功率最高，射频消融术为根治治疗，药物可用Ⅲ类、ⅠA 类、ⅠC 类 3. 控制心室率：首选维拉帕米，合并心功不全首选洋地黄，无禁忌证用β 受体阻滞剂	1. 急性、初发：①治疗原发病，去除诱因；②控制心室率；③转复心律 2. 慢性：①控制心室率；②预防栓塞并发症；③手术、导管消融、起搏预防、房内复律/除颤器

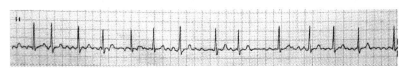

房颤的心电图

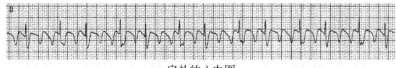

房扑的心电图

五、窦缓与病窦

窦缓与病窦的比较

要点	窦缓	病窦（SSS 综合征）
病因	1. 生理性：青年人、运动员、睡眠 2. 病理性：颅内压↑、严重缺氧、低温、甲减、病窦、急性下壁心梗 3. 药物：胺碘酮、β 受体阻滞剂、洋地黄	1. 器质性心脏病：冠心病为主要病因 2. 代谢、结缔组织病 3. 严重感染 4. 原因不明：老年
临床表现	1. 多数无明显自觉症状 2. 严重者：胸闷、头晕、阿 – 斯综合征	1. 心、脑、肾等脏器灌注不足 2. 慢快综合征
ECG 特点	1. 窦性心律 2. P 波频率 < 60 次/分 3. 部分伴窦性心律不齐	1. 窦缓：心率≤40 次/分，持续≥1 分 2. 二度 Ⅱ 型窦房传导阻滞 3. 窦性停搏 > 3.0s 4. 窦缓伴短阵房颤、房扑、室上速
治疗	1. 控制病因及诱因 2. 症状明显：阿托品、异丙肾上腺素 3. 人工心脏起搏器	1. 病因治疗 2. 药物：暂时性提高心率 3. 人工起搏器：有症状患者根本性治疗

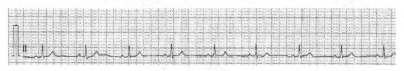

窦性心动过缓心电图

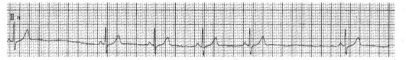

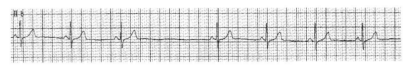

窦性停搏心电图

六、房室传导阻滞

各房室传导阻滞的比较

要点	一度房室阻滞	二度Ⅰ型房室阻滞	二度Ⅱ型房室阻滞	三度房室阻滞
病因	1. 病理性：急性下壁心梗、急性心肌炎、洋地黄过量或中毒、电解质紊乱等 2. 生理性：一度和二度Ⅰ型可发生于正常人或运动员，与迷走神经张力升高有关			
临床表现	常无症状	心悸、乏力		心悸、心绞痛、晕厥、心衰
ECG特点	1. P–R间期 >0.20s 2. 每个P波后均随QRS波	1. P–R间期进行性延长，直至1个P波受阻，脱落1个QRS波群 2. 受阻P波的R–R间距 <正常2倍 3. QRS波群形态正常	1. P–R间期恒定，部分P波后无QRS波 2. 最常见的房室传导比例为3∶1或4∶1 3. QRS波正常或畸形	1. 完全阻滞，房室各自独立 2. P波与QRS波无关，PR间期不固定 3. 心房率快于心室率 4. QRS波正常或增宽
治疗	无需治疗		1. 病因治疗 2. 药物治疗：阿托品、异丙基肾上腺素 3. 人工起搏治疗	

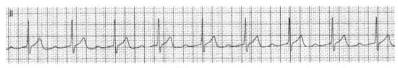

一度房室传导阻滞心电图

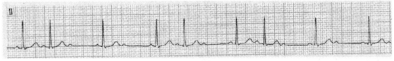

二度Ⅰ型房室传导阻滞心电图

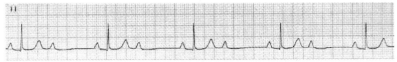

二度Ⅱ型房室传导阻滞心电图

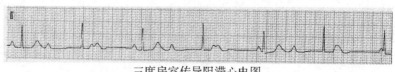

三度房室传导阻滞心电图

七、预激综合征（WPW 综合征）

（一）病因

1. 房室传导旁路为基础，多无其他心脏异常。

2. 少数先心病、心肌病可并发。

（二）临床表现

1. 本身无症状，仅有心电图表现。

2. 心动过速（阵发性室上速、房颤、房扑）发作时，心悸、胸闷、头晕。

3. 严重可致心衰、低血压等。

（三）心电图 ECG 特点

1. 窦性 P 波的 PR 间期 <0.12s。

2. 某些导联的 QRS 波群 > 0.12s，QRS 波群起始部分粗顿。

3. ST - T 继发性改变。

4. A 型：QRS 波群主波向上；B 型：V_1 导联 QRS 波群主波向下。

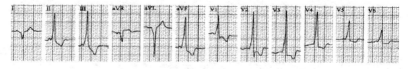

预激综合征 A 型

（四）治疗

1. 无心动过速发作或偶有发作、症状轻微者，无需治疗。

2. 发作时正向房室折返心动过速者：刺激迷走神经无效者，首选腺苷或维拉帕米注射，也可选用普罗帕酮，禁用洋地黄。

3. 发作房扑、房颤，伴晕厥、血压下降者：电复律，可选用普罗帕酮。

4. 射频消融术：根治首选方法。

巩固与练习

1. 治疗阵发性室上性心动过速，应首选的药物是（　　）
   A. 普罗帕酮　　B. 腺苷　　C. 地高辛　　D. 利多卡因
   E. 胺碘酮

2. 下列属Ⅰc类抗心律失常药物的是（　　）
   A. 普罗帕酮　　B. 利多卡因　　C. 奎尼丁　　D. 美西律
   E. 地高辛

3. 阵发性室上性心动过速的心电图诊断，**不正确**的描述是（　　）
   A. 心室率 150~250 次/分　　B. 节律一般不规则
   C. QRS 波群形态可不正常　　D. 可见到逆行 P 波
   E. 起始及终止突然

4. 下列不支持室性心动过速的诊断是（　　）
   A. 每次心动过速均由期前发生的 p 波开始
   B. QRS 间期大于 0.12 s
   C. 房室分离
   D. 心室夺获
   E. 心前区导联 QRS 波群方向成同向性

5. 符合Ⅱ度Ⅰ型房室传导阻滞的心电图特点的是（　　）
   A. PR 间期进行性缩短　　B. R-R 间期进行性延长
   C. 无 QRS 波脱落　　D. PR 间期恒定
   E. 包括受阻 P 波在内的 R-R 间期小于正常窦性 PP 间期的 2 倍

参考答案

1. B　2. A　3. B　4. A　5. E

第三章 心脏瓣膜病

心脏瓣膜病是多种原因引起的瓣口狭窄和（或）关闭不全所致的心脏疾病，风湿性因素在我国很常见，但近年来由退行性改变引起的心脏瓣膜病有逐年增多的趋势。

第一节 风湿热

【考点重点点拨】

1. 病因和发病机制
2. 临床表现
3. 实验室及其他检查
4. 诊断及鉴别诊断，重点 5 大主要表现
5. 治疗

一、概述

1. 定义：A 族乙型溶血性链球菌感染→自身免疫性疾病。

2. 主要病变为全身性结缔组织非细菌性炎症，心脏、关节、皮肤受累最显著，偶累及中枢神经系统病变，反复风湿活动⇨慢性风湿性心脏病。

二、病因和发病机制

1. 与 A 族乙型溶血性链球菌感染密切相关，但非直接作用结果；与病毒感染可能有关。

2. 链球菌感染⇨菌体及代谢产物具有高度抗原性⇨人体组织与细菌之间存在交叉反应抗原⇨激发异常体液和细胞免疫⇨风湿热发病。

三、病理

1. 病变分期

变性渗出期：胶原纤维肿胀、断裂、崩解、变性，1~2 个月
增生期：风湿性肉芽肿（风湿小体），确诊的病理依据，
　　　　风湿活动的标志，3~4 个月
硬化期：肉芽肿纤维化→瘢痕，临床静止期，2~3 个月

2. 自然病程为 4~6 个月，反复发作，新旧病变同时存在。

关节和心包以渗出为主，病变可完全吸收
瘢痕形成主要限于心内膜（特别是心瓣膜）和心肌

四、临床表现

（一）全身症状

（1）上呼吸道链球菌感染史。

（2）不规则的轻中度发热多见，少数呈弛张型高热。

（3）伴多汗、乏力、面色苍白、精神萎靡、食欲不振、心动过速等。

（4）儿童常有鼻衄、腹痛。

（二）关节炎

（1）多发性，对称性，游走性。

（2）炎症消退后，关节功能恢复，不留畸形。

（3）以膝、踝、肩、腕、髋、肘等六大关节为主。

（4）局部红、肿、热、痛及运动功能障碍。

（三）心脏炎

重要表现，心肌、心内膜、心包均可受累，以前二者为主，三者同时出现称为全心炎。

1. **心肌炎**　急性期的主要临床特点，几乎所有病人均有不同程度心肌炎。

（1）窦性心动过速：心率 100~140 次/分，与体温增高不成比例。（热退或睡眠时心率仍快）。

（2）心脏向两侧扩大。

（3）第一心音常减弱，可听到收缩期吹风样杂音（心脏扩大形成相对性二尖瓣关闭不全），合并心衰者可听到舒张期奔马律，杂音可在风湿活动控制后减轻或消失。

（4）心律失常：早搏，阵发性心动过速，不同程度的房室传导阻滞。

（5）心衰：为严重心肌炎所致，尤其青少年，儿童常见。

2. 心内膜炎

（1）常与心肌炎并存，影响远期预后的是心内膜遗留永久性瓣膜损伤。

（2）病变主要累及二尖瓣，次为主动脉瓣。

（3）在相应瓣膜区可闻及粗糙的收缩期杂音和短促的隆隆样舒张期杂音，可在心内膜炎消失后，完全消失或减弱。

3. 心包炎　少见，提示全心炎。可有心前区疼痛及心包摩擦音，少量心包积液。

（四）皮肤改变

风湿热主要表现之一，对风湿热的诊断有一定价值，但临床少见。

1. 环形红斑

（1）躯干及四肢屈侧。

（2）淡红色环形或半圆形边缘略隆起皮疹，中心肤色正常，不痒不硬，压之褪色。

（3）1~2 天消退，不留痕迹。

（4）可在原部位反复出现。

2. 皮下结节

（1）骨骼突出部位。

（2）黄豆大小，质地坚硬，触之不痛，与皮肤无粘连的圆形小结。

（3）多见于肘、膝、关节等附近的伸侧数个到数十个不等。

（4）多在数周后消退。

（五）舞蹈症（风湿性脑病）

不常见，为风湿热重要表现之一，对诊断有一定价值。

1. 多发生于女性儿童，是中枢神经系统（主要是基底节）受累的表现。

2. 患儿激动不安，面部表情怪异，并有语言障碍，躯干和肢体出现不自主、不协调和无目的动作。精神紧张时加剧，入睡后消失。肌张力减低是本症主要体征。四肢腱反射往往减弱或消失。

3. 多单独出现（乙链感染后 2~6 个月），很少伴有心脏及关节病变，并多在 2~3 个月后自行痊愈。不留后遗症。

（六）其他

风湿性肺炎、胸膜炎、腹膜炎、肾炎、脉管炎等。侵犯大脑中动脉可引起偏瘫。

五、实验室与其他检查

检查项目	临床意义
血常规	WBC 总数轻度增高（10~15）×10^9/L，中性粒细胞增高
咽试培养	乙链培养阳性，对诊断有一定意义
血沉	风湿活动时可增快，有严重右心衰，肝淤血时可正常
C 反应蛋白	风湿活动时可增快
粘蛋白	增高，风湿活动时胶原纤维破坏所致
血清抗乙链各种抗体测定	1. 抗链球菌溶血素"O"（抗"O"）的测定：>500IU，表示新近有过链球菌感染，但不是风湿活动的标志 2. 抗链球菌激酶：滴度升高 3. 抗透明质酸酶：滴度升高
心电图检查	1. P-R 间期延长最常见 2. S-T 的下移，T 波低平或倒置 3. Q-T 间期延长，各种心律失常
快速链球菌抗原	特异性高，敏感性低

六、诊断及鉴别诊断

（一）诊断

目前国内外采用的是 Jones 诊断标准。

链球菌感染证据	1. 快速链球菌抗原试验阳性 2. 升高或正在升高的链球菌抗体滴度 3. 咽拭子培养阳性 4. 最近有猩红热
主要表现	有心脏炎，多发性关节炎，舞蹈病，环形红斑、皮下结节
次要表现	1. 过去有风湿热或风湿性心瓣膜病 2. 关节痛、发热 3. 急性期反应（血沉增快，C反应蛋白阳性，白细胞计数增加） 4. 心电图上 P－R 间期延长。

凡具备上述两项主要表现或一项主要表现加上两项次要表现，并最近有乙链感染的证据，均可诊断。

（二）鉴别诊断

相关疾病	鉴别要点
类风湿关节炎	1. 多侵犯小关节（腕、掌指关节、近端指间） 2. 后期常遗留关节畸形及功能障碍 3. 类风湿反应阳性 4. 极少累及心脏
结核变态反应性关节炎	1. 有活动结核病灶 2. 结核菌素试验强阳性 3. 抗结核治疗有效 4. 无心脏病变
系统性红斑狼疮	1. 肝、肾等多脏器损害 2. 面部有蝶形红斑 3. 白细胞减少，血或骨髓可找到狼疮细胞 4. 抗核抗体阳性
亚急性感染性心内膜炎	1. 多发于慢性风湿性或先天性心脏病 2. 进行性贫血 3. 栓塞现象（脾大、瘀点、杵状指）血培养阳性 4. 抗生素治疗有效
病毒性心肌炎	1. 病前 1~3 周上呼气道、肠道病毒感染史 2. 粪便、咽试柯萨奇或其他病毒：恢复期病毒抗体滴定度增高 4 倍以上 3. 活检分离出病毒

七、治疗

（一）一般治疗

急性期应卧床休息，血沉正常即可起床活动。心脏炎绝对卧床，直到血沉正常后，继续卧床 3～4 周。营养、冬季防寒，亦甚重要。

（二）抗链球菌感染

阻断变态反应继续进行。首选青霉素（80～120）万单位/日，分两次肌注。2～3 周一个疗程。过敏者予红霉素。

（三）抗风湿治疗

用药要足量、疗程要长、才能有制止风湿活动。

1. 糖皮质激素：用于心脏明显受累，或对足量水杨酸盐疗效不佳，伴心脏炎首选泼尼松，40～60mg/d，症状、体征基本消失后逐渐减量。以 5～10mg/d 维持，总疗程 8～12 周。

2. 阿司匹林：单纯性关节炎或皮肤改变（无心脏炎）患者首选，3～5g/d 分 3～4 次口服。症状和体征基本消失，减量维持。总疗程 8～12 周。

（四）对症及并发症的治疗

第二节　心脏瓣膜病

【考点重点点拨】

1. 二尖瓣、主动脉瓣的临床表现
2. 诊断与鉴别诊断
3. 并发症是考核重点
4. 治疗

一、定义

（一）心脏瓣膜病

各种病因⇨瓣膜结构与功能异常⇨瓣口狭窄和（或）关闭不全。

（二）风湿性心脏瓣膜病

简称风心病，是由风湿性炎症过程所致的瓣膜损害，二尖瓣病变最常见，其次是主动脉瓣病变，好发于 20～40 岁青壮年女性。

（三）联合瓣膜病

2 个或 2 个以上瓣膜病变同时存在，较常见的为二尖瓣狭窄合并主动脉瓣关闭不全。

二、病因

1. 风湿热　为风心病的主要病因。
2. 结缔组织病。
3. 感染性心内膜炎。
4. 先天性畸形。
5. 退行性病变：老年性退行性钙化，可导致主动脉瓣狭窄，有增加趋势。
6. 创伤。

三、各瓣膜病

（一）病理及病理生理

各瓣膜病病理、病生的比较

疾病	二尖瓣狭窄	二尖瓣关闭不全	主动脉瓣关闭不全	主动脉瓣狭窄
病理	1. 隔膜型：病变轻，可闻及开瓣音 2. 漏斗型：伴关闭不全	瓣膜僵硬、瓣环扩大、瓣膜钙化	主动脉瓣增厚、缩短、僵硬，游离缘有赘生物	瓣叶增厚、交界处粘连，瓣叶缩短
病理生理	1. 左房功能代偿期 2. 左房失代偿期 3. 右心衰竭期：体循环淤血、肺淤血减轻	1. 左心房扩张及肥厚 2. 左室前负荷增大 3. 左心衰	1. 左心室代偿性扩张及肥厚 2. 左心衰→右心衰 3. 脉压增大→周围血管征 4. 舒张压降低→冠脉供血减少	1. 左室肥厚 2. 左心衰 3. 心肌缺血

（二）临床表现

各瓣膜病临床表现的比较

疾病	症状	体征
二尖瓣狭窄	1. 肺淤血：①呼吸困难：最常见、最早；②咳嗽；③咯血 2. 左房肥大压迫：声音嘶哑、吞咽困难 3. 右心衰症状	1. 二尖瓣面容 2. 心尖区舒张期震颤 3. 梨形心 4. ①典型杂音：心尖部舒张中晚期隆隆样杂音（左侧卧位、活动后明显）；②Graham Steel 杂音
二尖瓣关闭不全	1. 主要表现为左心衰症状 2. 急剧恶化可出现房颤	1. 左室大、左房大 2. 典型杂音：心尖部粗糙的全收缩期吹风样杂音（向左腋下、背部传导）
主动脉瓣关闭不全	1. 心悸、心前区不适、头部强烈搏动感（最早主诉） 2. 左心功能不全 3. 心绞痛、体位性头晕、猝死	1. 心脏：①心界左下扩大，靴形心；②典型杂音：主动脉瓣区舒张早期叹气样杂音（坐位前倾和深呼气时明显）；③Austin - Flint 杂音 2. 周围血管征：①脉压增大；②水冲脉、点头征、股动脉枪击音、杜氏双期杂音、毛细血管搏动征
主动脉瓣狭窄	1. 呼吸困难：首发 2. 心绞痛 3. 运动时晕厥、猝死	1. 心尖搏动向左下移位 2. 典型杂音：主动脉瓣区收缩期喷射性杂音，伴震颤，向颈部传导

（三）并发症

1. **心律失常**　房颤多见。
2. **心衰**　为疾病晚期患者常见的并发症和主要死因。
3. **急性肺水肿**　为重度二尖瓣狭窄的并发症。
4. **栓塞**　以脑栓塞最常见。
5. **亚急性感染性心内膜炎**　易发生于瓣膜关闭不全患者。
6. **肺部感染**。

（四）实验室及其他检查

各瓣膜病的检查比较

疾病	二尖瓣狭窄	二尖瓣关闭不全	主动脉瓣关闭不全	主动脉瓣狭窄
胸部X线	1. 梨形心 2. 食管后移，有左房压迹 3. 肺淤血征、Kerley B 线	1. 左房及左室增大 2. 肺淤血征	1. 左室增大、靴形心 2. 主动脉弓凸出，有明显搏动	1. 左室增大 2. 主动脉弓有狭窄后扩张

疾病	二尖瓣狭窄	二尖瓣关闭不全	主动脉瓣关闭不全	主动脉瓣狭窄
心电图	1. 二尖瓣型 P 波 2. 右室肥厚 3. 房颤	1. 左房大 2. 左室肥厚伴劳损	左室肥厚及劳损	1. 左室肥大及劳损 2. 传导阻滞
超声心动图	1. M 型：前后叶同向运动，"城墙样"改变 2. 二尖瓣口面积 正常：$4 \sim 6cm^2$ 轻度狭窄：$1.5 \sim 2.0cm^2$ 中度狭窄：$1 \sim 1.5cm^2$ 重度狭窄：$< 1cm^2$ 3. 多普勒：实时观察二尖瓣狭窄的射流	多普勒：收缩期二尖瓣异常反流信号可确诊	多普勒：测出主动脉瓣下舒张期湍流频谱可确诊	多普勒：测出主动脉瓣收缩期湍流频谱可确诊

（五）诊断与鉴别诊断

1. 诊断　典型杂音、心电图、胸部 X 线特征、超声心动图可确诊。

2. 鉴别诊断

各瓣膜病与相关疾病的鉴别

疾病	二尖瓣狭窄	二尖瓣关闭不全	主动脉瓣关闭不全	主动脉瓣狭窄
鉴别	1. 相对性二尖瓣狭窄 2. 左房黏液瘤：①杂音多随体位变动；②超声示左房内云雾样光团 3. Austin – Flint 杂音：严重主动脉瓣关闭不全	1. 急性二尖瓣关闭不全 2. 三尖瓣关闭不全 3. 室间隔缺损	1. 相对性肺动脉瓣关闭不全 2. 感染性心内膜炎	梗阻性肥厚型心肌病

（六）治疗

1. 内科治疗

（1）预防链球菌感染和风湿热复发。

（2）预防感染性心内膜炎。

（3）并发症治疗。

2. 介入和外科治疗

（1）经皮球囊二尖瓣成形术是缓解单纯二尖瓣狭窄的首选方法。

（2）人工瓣膜置换术为治疗主动脉瓣狭窄的主要方法。

巩固与练习

1. 风心病主动脉瓣狭窄的主要体征是（　　　）

    A. 周围血管征

    B. 心脏向左下极度扩大

    C. Austin – Flint 杂音

    D. 主动脉瓣区第二心音减弱或消失

    E. 胸骨右缘第二肋间收缩期吹风样杂音

2. 心尖区触及舒张期震颤，提示（　　　）

    A. 室间隔缺损　　　　　　　　B. 二尖瓣狭窄

    C. 胸膜炎　　　　　　　　　　D. 二尖瓣关闭不全

    E. 房间隔缺损

3. 慢性二尖瓣关闭不全血流动力障碍引起的改变是（　　　）

    A. 左房和左室扩大　　　　　　B. 左房和右室扩大

    C. 左室扩大　　　　　　　　　D. 左室肥厚

    E. 全心扩大

4. 常发生运动性晕厥的瓣膜病是（　　　）

    A. 主动脉瓣狭窄　　　　　　　B. 二尖瓣狭窄

    C. 二尖瓣关闭不全　　　　　　D. 主动脉瓣关闭不全

    E. 三尖瓣关闭不全

5. 主动脉瓣关闭不全引起周围血管征的原因是（　　　）

    A. 脉压增大　　　　　　　　　B. 舒张压减低

    C. 左室扩大　　　　　　　　　D. 血压升高

    E. 毛细血管扩张

参考答案

1. E　2. B　3. A　4. A　5. A

第四章 高血压

【考点重点点拨】

1. 病因
2. 临床表现、高血压分级
3. 诊断及鉴别诊断
4. 降压药物的使用、高血压危重症的治疗

一、概述

1. 定义：体循环动脉血压升高⇨心、脑、肾和血管等靶器官损害。
2. 分类：原发性高血压（高血压病）95%以上、继发性高血压（症状性高血压）5%。

二、病因

（一）遗传因素

主要基因显性遗传和多基因关联遗传。

（二）环境因素

1. 饮食
（1）摄盐过多所致高血压主要见于盐敏感的人群。
（2）钾摄入与血压呈负相关。
（3）高蛋白、高饱和脂肪酸正相关。
（4）饮酒量与血压水平线性相关。
2. 精神应激
（1）脑力劳动者发病率高于体力劳动者。
（2）精神紧张的职业发病率高。

（3）噪声。

3. 其他因素　体重、避孕药、阻塞性睡眠呼吸暂停综合征。

三、发病机制：至今尚未完全阐明

1. 交感神经活性亢进。

2. 肾性水钠潴留。

3. 肾素-血管紧张素-醛固酮（RAAS）系统激活。

$$血管紧张素原 \xrightarrow{肾素} 血管紧张素 \,I\, \xrightarrow{ACE} 血管紧张素 \,II\, \rightarrow AT_1 \rightarrow \begin{cases} 醛固酮分泌 \\ 小动脉收缩 \\ 激活交感神经 \\ 心、血管重构 \end{cases}$$

4. 血管内皮功能受损。

5. 胰岛素抵抗。

$$胰岛素抵抗 \rightarrow 高胰岛素血症 \rightarrow \begin{cases} 交感神经活性亢进 \\ 肾脏钠水潴留 \end{cases}$$

6. 血管重建是高血压维持和加剧的结构基础。

四、病理

动脉的改变和左心室肥厚

1. 心脏：左心室肥厚扩大（高血压心脏病）→心衰，动脉粥样硬化→冠心病。

2. 脑：微动脉瘤→脑出血，脑动脉硬化→脑血栓、腔隙性脑梗死，急性血压升高→脑小动脉痉挛→急性脑水肿→高血压脑病。

3. 肾脏：肾小动脉硬化→肾衰。

4. 视网膜：视网膜小动脉痉挛→硬化→视网膜出血、渗出及视乳头水肿。

五、临床表现

（一）症状

大多无明显症状，可有头晕、头痛、视力模糊，疲劳，心悸鼻出血等。

（二）体征

血压升高，肺动脉区第二心音（A_2）亢进。

（三）并发症

1. 心脏：左心室肥厚扩大（高血压心脏病）、心律失常、心衰、冠心病等。

2. 脑：最常见，脑出血、脑血栓、腔隙性脑梗死、脑栓塞、高血压脑病等。

3. 肾脏：蛋白尿、肾功损害。

4. 眼底血管：视力进行性减退。

5. 主动脉夹层。

（四）临床类型

缓进型高血压：大多数、中老年、病程长

急进型高血压：多年轻、DBP≥130mmHg、进行性加重、
　　　　　　　肾脏损害突出

高血压急症：血压突然明显升高（多超过180/120mmHg）伴心、
　　　　　　脑、肾急性或进行损害如：高血压脑病颅高压症状、
　　　　　　严重者意识障碍、一过性局限性神经

高血压亚急症：血压明显升高，不伴靶器官急性损害

六、实验室与其他检查

（一）血压

1. 意义：诊断高血压和评估其严重程度的主要依据。

方法：偶侧、自测和动态血压监测。

正常曲线：夜间 2~3 时低谷，上午 6~8 时和下午 4~6 时高峰。

（二）常规项目

血脂、血糖、肾功、尿常规、超声心动图、心电图。

（三）眼底检查

Ⅲ级、Ⅳ级是急进型和恶性高血压的诊断依据。

Ⅰ级：视网膜小动脉轻度狭窄
Ⅱ级：视网膜小动脉中度狭窄、动脉交叉压迫征
Ⅲ级：视网膜渗出、出血、水肿
Ⅳ级：视网膜渗出、出血、水肿，视乳头水肿

（四）特殊检查

颈动脉内层中膜厚度、动脉弹性测定、血浆肾素活性、肾脏及肾上腺超声。

七、诊断与鉴别诊断

（一）诊断

1. 血压达标：收缩压≥140mmHg 和/或舒张压≥90mmHg。
2. 排除继发性高血压。
3. 分级和危险分层。

高血压的分级（WHO/ISH，2009 年血压的定义和分类）

类别	收缩压（mmHg）	舒张压（mmHg）
正常血压	<120	<80
正常高值	120~139	80~89
高血压	≥140	≥90
1 级（轻度）	140~159	90~99
2 级（中度）	160~179	100~109
3 级（重度）	≥180	≥110
单纯收缩期高血压	≥140	<90

当收缩压和舒张压分属于不同分级时，以较高的级别为标准

高血压病危险分层

危险因素和病史	高　血　压		
	1 级	2 级	3 级
无其他危险因素	低危	中危	高危
1~2 个危险因素	中危	中危	很高危
3 个以上危险因素 或靶器官损害或糖尿病	高危	高危	很高危
并存临床情况	很高危	很高危	很高危

高血压患者危险分层依据

心血管病危险因素	靶器官损害	并存临床情况
1. 男性 >55 岁、女性 >65 岁 2. 吸烟 3. 血胆固醇 >5.72mmol/L，低密度脂蛋白 >3.3mmol/L，高密度脂蛋白 <1.0mmol/L 4. 早发心血管疾病家族史（一级亲属发病年龄 <50 岁） 5. 肥胖、缺乏体力活动	1. 左室肥厚（心电图或超声心动图） 2. 尿微量白蛋白（24 小时 20~300mg） 3. 超声或 X 线证实有动脉粥样硬化斑块 4. 视网膜病变 Ⅲ 级或 Ⅳ 级	1. 心脏疾病（心绞痛、心肌梗死、冠脉血运重建术后或心力衰竭） 2. 脑（卒中或 TIA） 3. 肾脏（糖尿病肾病、血肌酐轻度升高） 4. 血管疾病（主动脉夹层、外周血管病）

（二）鉴别诊断

继发性高血压的鉴别要点

相关疾病　　鉴别要点	临床表现	实验室及其他检查
肾实质性疾病	1. 早期有明显肾病 2. 高血压出现在中、后期，伴发肾功不全 3. 糖尿病肾病有糖尿病史	1. 肾穿刺病理检查 2. 尿细菌培养和静脉肾盂造影
肾动脉狭窄	1. 呈急进性高血压表现 2. 体检肋脊角处闻及血管杂音	肾动脉造影可确诊
嗜铬细胞瘤（90% 位于肾上腺髓质）	1. 高血压为持续性或阵发性 2. 常伴头痛、心悸、恶心、多汗、面色苍白	1. 血、尿儿茶酚胺及其代谢产物（VMA）升高 2. 超声、CT 可定位诊断

续表

鉴别要点 相关疾病	临床表现	实验室及其他检查
原发性 醛固酮增多症 （肾上腺皮质 肿瘤或增生）	1. 轻、中度高血压 2. 多尿，夜尿增多，口渴 3. 发作性肌无力或瘫痪、肌痛或手 足麻木感	1. 长期高血压伴顽固性低血 钾为特征 2. 超声、CT 可定位诊断
库欣综合征 （肾上腺皮质 肿瘤或增生）	1. 向心性肥胖：满月脸，水牛背 2. 皮肤紫纹，痤疮	1. 血糖升高 2. 24 小时尿中 17 - 羟、17 - 酮 升高 3. 超声、CT 可定位诊断

八、治疗

（一）降压治疗的目标值

1. 一般为血压 <140/90mmHg。

2. 伴糖尿病或慢性肾病，血压 <130/80mmHg。

3. 老年人 SBP140 ~ 150mmHg，DBP ＜ 90mmHg，但不低于 65 ~ 70mmHg。

（二）改善生活行为

1. 适用于所有高血压患者。

2. 减轻体重，增加运动。

3. 合理膳食（减少钠盐摄入，补充钙钾，减少脂肪摄入）。

4. 戒烟、限制饮酒。

5. 心理平衡。

（三）降压药物治疗

1. 适应证

（1）血压持续升高 6 个月以上，改善生活行为未获有效控制。

（2）高血压 2 级或以上。

（3）高血压合并糖尿病或已有靶器官损害和并发症。

2. 常用降压药物

药物	机制	代表药物	适应证	禁忌证	注意事项
利尿剂	1. 排钠 2. 减少细胞外液容量 3. 降低血管阻力	1. 排钾：氢氯噻嗪、速尿 2. 保钾：螺内酯、氨苯喋啶	1. 心衰 2. 盐敏感型高血压 3. 更年期女性和老年人 4. 袢利尿剂主要用于肾功不全时	1. 噻嗪类禁用于痛风患者 2. 保钾利尿剂不宜与 ACEI 合用、肾功不全者禁用	大剂量可引起血糖、血脂代谢异常
β受体阻滞剂	1. 抑制中枢和周围的 RAAS 2. 降低心排量	1. β_1 受体阻滞剂：美托洛尔、比索洛尔 2. 兼有 α 受体阻滞：卡维洛尔	1. 心率快的中青年 2. 合并心绞痛或心梗后	1. 急性心衰、支气管哮喘、病窦、II、III 度 AVB、外周血管病 2. 糖尿病患者慎用	小剂量开始，切忌骤然停药
CCB	1. 阻滞细胞外钙离子进入血管平滑肌，降低阻力血管的缩血管反应 2. 减轻 A II 和 α 受体的缩血管效应	1. 二氢吡啶类：硝苯地平、氨氯地平 2. 非二氢吡啶类：维拉帕米、地尔硫草	1. 老年人高血压 2. 合并应用非甾体抗炎药物或高钠摄入 3. 嗜酒 4. 合并糖尿病、冠心病、外周血管病	非二氢吡啶类禁用于急性心衰、病窦、房室传导阻滞	主要不良反应：心率加快、面红、头痛、下肢水肿
ACEI	1. 抑制周围和组织的 ACE，使 AII 生成减少 2. 抑制激肽酶，使缓激肽降解减少	卡托普利 依那普利 福辛普利	特别适用于伴有心力衰竭、心肌梗死后、糖尿病、肾脏轻度受损	1. 高钾血症 2. 妊娠 3. 双侧肾动脉狭窄 4. 血肌酐超过 3mg 者慎用	最常见副反应：持续性干咳
ARB	1. 阻滞 AT1 受体，阻断 AII 2. 激活 AT2，拮抗 AT1 的生物学效应	氯沙坦 缬沙坦 厄贝沙坦	同 ACEI，但不引起干咳		

续表

药物	机制	代表药物	适应证	禁忌证	注意事项
α受体阻滞剂	阻滞α受体的缩血管效应	哌唑嗪 特拉唑嗪	1. 前列腺肥大 2. 糖耐量减低	体位性低血压	首剂减半、睡前服用

（四）降压治疗方案

1. 无合并症及并发症：单独或联合应用5类一线药物。

2. 有合并症及并发症：选用特定种类的降压药物。

3. 由小剂量开始，逐步递增剂量。

4. 合理的两种降压药物联用方案。

$$\begin{cases} 利尿剂 + ACEI/ARB \\ 二氢吡啶类钙拮抗剂 + \beta 受体阻滞剂 \\ 钙拮抗剂 + ACEI/ARB \end{cases}$$

5. 2级高血压开始时就可采用两种降压药物联用。

6. 3种降压药物联用除非有禁忌证，否则必须包含利尿剂。

7. 血压获得控制后可调整剂量但不能停药。

（五）高血压急症的治疗

1. 治疗原则：迅速降低血压、控制性降压。

2. 合理选用降压药物

（1）硝普钠：首选。

（2）硝酸甘油：合并急性冠脉综合征。

（3）尼卡地平：合并急性脑血管病。

巩固与练习

1. 目前我国采用国际（WHO/ISH）统一的高血压诊断标准是（ ）

A. 收缩压 >140mmHg 和舒张压 >90mmHg

B. 收缩压 ≥140mmHg 和舒张压 ≥90mmHg

C. 收缩压 ≥140mmHg 和/或舒张压 ≥90mmHg

D. 收缩压≥160mmHg 和舒张压≥95mmHg

E. 收缩压≥160mmHg 和/或舒张压≥95mmHg

2. 高血压病死亡原因最常见的为（　　　）

    A. 心肌梗死　　　　　　　　　B. 脑血管意外

    C. 肾功能不全　　　　　　　　D. 心功能不全

    E. 心律失常

3. 高血压危象紧急处理的关键是（　　　）

    A. 绝对卧床休息　　　　　　　B. 降低颅内压，制止抽搐

    C. 迅速降低血压　　　　　　　D. 给以吸氧

    E. 加强监护

4. 关于噻嗪类利尿剂说法正确的是（　　　）

    A. 高血钾时禁用　　　　　　　B. 高尿酸血症宜用

    C. 痛风时禁用　　　　　　　　D. 肾功能不全时宜用

    E. 不需监测血钾

5. 少量蛋白尿的高血压患者，下列首选的药物是（　　　）

    A. 阿替洛尔　　　　　　　　　B. 卡托普利

    C. 硝酸甘油　　　　　　　　　D. 硝酸异山梨酯

    E. 美托洛尔

参考答案

1. C　2. B　3. C　4. C　5. B

第五章 冠状动脉粥样硬化性心脏病

【考点重点点拨】

1. 定义

2. 危险因素、分类

3. 稳定心绞痛、ACS 病因、病机

4. 稳定心绞痛、ACS 临床表现

5. 稳定心绞痛、ACS 实验室及其他检查

6. 稳定心绞痛、ACS 诊断及鉴别诊断

7. 稳定心绞痛、ACS 治疗

一、概述

（一）定义

冠心病 $\left\{\begin{array}{l}\text{冠状动脉粥样硬化}\\\text{冠状动脉痉挛}\end{array}\right\}$ ⇨管腔阻塞⇨心肌缺血、乏氧

（二）分类

1. 急性冠脉综合征

（1）不稳定型心绞痛。

（2）非 ST 段抬高性心梗。

（3）ST 段抬高性心梗。

2. 慢性冠脉病变

（1）稳定型心绞痛。

（2）X 综合征。

（3）无症状型。

（4）缺血性心肌病型。

（三）危险因素

1. 年龄：高龄。

2. 性别：男性发病早。

3. 高血压、糖尿病、脂代谢异常。

4. 吸烟。

5. 其他：A型性格、缺乏体力活动、阳性家族史、遗传因素、饮酒、饮食因素、超重等。

二、慢性心肌缺血综合征—稳定型心绞痛

（一）定义

冠状动脉供血不足⇨心肌急剧暂时缺血、乏氧⇨发作性胸骨后压榨性疼痛。

（二）病机

1. 冠状动脉供血与心肌需血之间失平衡。

2. 疼痛：缺氧→酸性代谢产物（乳酸、丙酮酸、磷酸及类激肽物质）→刺激心脏自主神经的传入纤维末梢→经1~5胸交感节和相应的脊髓段→传至大脑产生疼痛→同水平的脊神经所分布的皮肤区域。

（三）临床表现

1. 典型发作症状

（1）诱因：发作常由劳累、情绪激动、受寒、饱餐、心动过速所诱发，典型者常在相同条件下发作（稳定型）。

（2）部位：胸骨体上段或中段的后方，可放射至左肩、左前臂内侧达无名指与小指。

（3）性质：压榨性或紧缩性，可伴烧灼感。

（4）时间：3~5分钟，很少超过15分钟。

（5）缓解方式：去除诱因、休息或含服硝酸甘油（1~3分钟，偶至5分钟）后可迅速缓解。

2. **体征** 心率加快，血压一过性升高，出汗，舒张期奔马律。

（四）实验室与其他检查

1. **X 线** 可无异常发现或见主动脉增宽、心影增大、肺淤血等。

2. **心电图** 最常用。

方法	特 征
静息时 ECG	①约半数正常；②陈旧性心梗改变或非特异性 ST – T 异常；③房室或束支传导阻滞；④早搏
发作时 ECG	①95% ST 段下移 >0.1mv，T 波倒置；②变异型心绞痛相关导联 ST 段抬高，发作缓解后恢复
ECG 负荷试验（分级活动平板）	①机制：疑诊冠心病，通过运动激发心肌缺血；②禁忌证：心梗急性期、不稳定性心绞痛、明显心力衰竭、严重心律失常、急性疾病；③阳性标准：ST 段水平或下斜型压低 ≥0.1mv 持续 2 分钟以上
心电图连续监测	24 小时监测 ST – T 改变和各种心律失常

3. **放射性核素检查** ^{201}Tl（铊）心肌显像。

4. **CT 检查** 近年发展迅速的多排螺旋 CT 冠状动脉造影，可显示管壁上的斑块，广泛用于无创冠脉病变诊断。

5. **冠状动脉造影** ①目前是诊断冠心病最准确的方法；②管腔内径减少 50% ~ 70% 有临床意义，减少 70% ~ 75% 以上严重影响血供。

（五）诊断与鉴别诊断

1. **诊断**

（1）典型心绞痛发作的特点，稳定劳累性心绞痛（1 ~ 3 个月内无变化）。

（2）辅助检查阳性结果。

（3）冠心病易患因素。

（4）除外其他原因所致心绞痛。

2. 鉴别诊断

需与稳定心绞痛相鉴别的疾病

疾病	鉴别要点
心脏神经官能症	1. 隐痛或短暂刺痛，部位多变 2. 胸痛多在活动后或劳累后出现，而非运动当时发生。多数做轻微体力活动可有所缓解 3. 硝酸甘油治疗无效或 10 分钟后起效 4. 常伴有其他神经衰弱症状 5. 心脏检查均为阴性
肋间神经痛	1. 常累及 1~2 个肋间 2. 为刺痛或灼痛 3. 多为持续性而非发作性 4. 体位改变或牵扯可加重疼痛 5. 沿神经走向有压痛 6. 无心电图改变
不典型疼痛	胆道疾病 食道病变（反流性食道炎，裂孔疝） 消化性溃疡 颈椎病
其他疾病引起心绞痛	严重的主动脉瓣关闭不全或狭窄 梅毒性主动脉炎致冠脉口狭窄或阻塞 肥厚型心肌病

（六）治疗

稳定性心绞痛的治疗

治疗	发作期	缓解期
一般治疗	休息	控制危险因素（调脂、抗血小板等）
药物	1. 硝酸甘油舌下含化 （1~2 分钟起效） 2. 硝酸异山梨酯舌下含化 （2~3 分钟起效）	1. 硝酸酯制剂（硝酸异山梨酯、单硝酸异山梨酯） 2. β 受体阻滞剂（切忌骤然停药，易诱发心梗） 3. 钙离子拮抗剂：解除血管痉挛 　维拉帕米、地尔硫草（减慢心率） 　硝苯地平长效制剂（增快心率）
其他		介入、外科搭桥手术

三、急性冠脉综合征

急性冠脉综合征（ACS）包含：①不稳定型心绞痛（UA）；②非ST段抬高性心梗（NSTEMI）；③ST段抬高性心梗。

共同的病理基础为不稳定斑块。

（一）不稳定型心绞痛和非ST段抬高心梗

1. 概述

不稳定心绞痛（斑块不稳定）
- 静息型心绞痛：发作于休息时，持续20分钟以上
- 变异性心绞痛：发作时ST抬高，缓解后回落，多凌晨发作
- 初发劳累型心绞痛：首发1~2个月内，很轻的劳力活动可诱发
- 恶化劳累型心绞痛：劳累型心绞痛疼痛更剧烈、时间更长或更频繁

若UA伴有血清心肌坏死标志物的升高，可确立非ST段抬高心梗（NSTEMI）的诊断。

2. 发病机制 UA/NSTEMI是由于冠状动脉粥样斑块破裂或糜烂，伴有不同程度的表面血栓形成、血管痉挛及远端血管栓塞所导致。UA无心肌坏死，NSTEMI常因心肌严重的持续性缺血导致灶性或心内膜下心肌坏死。

3. 临床表现 UA/NSTEMI患者的胸痛症状与稳定型心绞痛相似，通常程度更重，持续时间更长，胸痛在休息时也可发生。

4. 辅助检查

（1）心电图：有重要诊断意义，多数患者胸痛发作时有一过性ST段压低（≥0.1mV）、抬高（变异型心绞痛）和/或T波倒置（≥0.2mV）、低平、高尖等。正常的心电图不能排除急性冠脉综合征诊断，连续心电监护连续的心电监测可发现无症状或心绞痛发作时的ST段改变。

（2）心脏标志物检测：是鉴别主要标准，UA的血清心脏标志物

（cTnI，cTnT 或 CK－MB）不增高，NSTEMI 则增高。

（3）冠状动脉造影和其他侵入性检查：考虑行血运重建术的患者，尤其是经积极药物治疗效果不佳或高危患者，应尽早行冠脉造影；可见到冠状动脉狭窄、斑块破裂、夹层、血栓形成等征象。

5. 诊断与鉴别诊断　根据典型的心绞痛症状、动态的缺血性心电图改变，应考虑 NSTE－ACS 诊断，血清心脏标志物（cTn 或 CK－MB）不增高者考虑 UA，反之则为 NSTEMI。

不稳定心绞痛严重程度分级（Braunwald 分级）

严重程度	定义	一年内死亡或心肌梗死
I	严重的初发型或恶化型心绞痛，无静息时疼痛	7.3%
II	亚急性静息心绞痛（在就诊前 1 个月内发生），但近 48 小时内无发作	10.3%
III	急性静息型心绞痛，在 48 小时内有发作	10.8%

非 ST 段抬高型 ACS 危险分层评判标准（ACC/AHA）

特点	高风险（至少具备下列一条）	中度风险（无高危特征但具备下列任一条）	低风险（无高、中度风险特征但具备下列任一条）
病史	48h 内缺血症状恶化	AMI、脑血管疾病、冠脉旁路移植术或使用阿司匹林	—
胸痛特点	长时间（>20 分）静息胸痛	长时间（>20 分）静息胸痛但已缓解，静息胸痛 <20 分或经治缓解	过去 2 周内新发 CCS II－IV 级心绞痛，但无长时间（>20 分）静息胸痛
临床表现	肺水肿、杂音加重、低血压、心动过速、>75 岁	年龄 >70 岁	—
心电图	胸痛伴一过性 ST 改变，新出现束支阻滞或持续性心动过数	T 波倒置 >0.2mV，病理性 Q 波	胸痛时心电图正常或无变化
心脏损伤标志物	明显升高	轻度升高	正常

6. 治疗

（1）治疗原则：UA/NSTEMI 的治疗目的是即刻缓解缺血和预防死

亡或心肌梗死。

（2）监护和一般治疗：应住冠心病监护病室，24 小时心电监测、吸氧；重复检测心肌坏死标记物。

（3）抗栓治疗：①抗血小板治疗需联合服用阿司匹林和 ADP 受体拮抗剂行双联抗血小板治疗，保守治疗至少 1 个月，支架植入至少一年。②抗凝治疗可供选择的有普通肝素、低分子肝素、磺达肝癸钠（fondaparinux），比伐卢定。③UA/ NSTEMI 不使用溶栓剂治疗。

（4）抗缺血药物：①硝酸酯类持续静点；②如疗效不佳，吗啡皮下注射）；③如无禁忌证及早应用 β 受体阻滞剂。仍有持续胸痛可用 CCB 类（变异性心绞痛首选）

（5）冠状动脉血运重建术：包括 PCI 和 CABG 。

（二）急性 ST 段抬高心肌梗死

1. 定义　急性心肌梗死（AMI）是冠状动脉血供急剧减少或中断⇨相应的心肌严重而持久地缺血⇨心肌坏死。

2. 发病机制

基本病因	诱因
粥样斑块破裂、出血、血管腔内血栓形成	①心排血量骤降 ②左心室负荷剧增 ③饱餐 ④晨 6 时至 12 时，交感神经活动增加，心肌耗氧量增加

3. 病理

常见的冠脉闭塞处和相应的心肌梗死部位	心肌病变
左冠脉前降支闭塞（LAD）→左室前壁 右冠脉闭塞（RA）→左室下壁 回旋支闭塞（LCX）→左室高侧壁 左冠脉主干闭塞（LM）→左室广泛前壁心梗	1. 急性期时，心肌呈大片灶性凝固性坏死，坏死组织周围出现炎症反应 2. 坏死组织 1 ~ 2 周后开始吸收，并逐渐纤维化，在 6 ~ 8 周后形成瘢痕而愈合，称为陈旧性心肌梗死 3. 病变常从心室壁的内膜和中层开始，再发展到外层心肌。

4. 临床表现

（1）症状

1）先兆 $\begin{cases}原有的稳定型心绞痛\rightarrow不稳定型最常见\\新发生的心绞痛\end{cases}$

2）疼痛　为最早出现和最突出的症状

3）全身症状

①表现：多数患者在疼痛发生后 24～48 小时出现发热，T < 38℃，持续 1 周。

②原因：坏死物质吸收。

4）胃肠道症状：疼痛剧烈时常伴有恶心、呕吐和上腹胀痛，原因为坏死心肌刺激迷走神经。

5）心律失常

时　间	多生于起病后的 1～2 周内，在 24 小时内最多见，为心梗发病早期最重要死因
类　型	①室性心律失常最多见，室早频发（ > 5 次/分）、多源、成对出现，或 Ron T 现象，常为室颤先兆 ②房室传导阻滞和束支传导阻滞也较多见
与梗死部位的关系	前壁心肌梗死易发生室性心律失常，下壁（膈面）心肌梗死易发生传导阻滞

6）低血压和休克

①时间：休克多在起病后的数小时至 1 周内发生。

②原因：主要是心源性，尚有血容量不足或血管舒缩功能障碍。

③临床表现：外周循环灌注不足，面色苍白、皮肤湿冷，脉搏快、大汗、尿少（ < 20ml/h）、神智迟钝。

（2）体征

项目	表现
血压	均较起病前下降
心脏听诊	心尖区第一心音减弱，心尖区可出现粗糙的收缩期杂音或伴收缩中晚期喀喇音（二尖瓣乳头肌功能失调或断裂所致）
其他	可有与心律失常、休克或心力衰竭有关的体征

5. 并发症

并发症	要点
乳头肌功能失调或断裂	1. 发生率 50% 2. 不同程度的二尖瓣脱垂并关闭不全 3. 心尖区出现收缩中、晚期喀喇音和吹风样收缩期杂音 4. 不同程度心力衰竭
心脏破裂	1. 常在起病 1 周内出现 2. 急性心包填塞而猝死
栓塞	1. 见于起病后 1 ~ 2 周 2. 左室附壁血栓脱落⇨脑、肾、脾、四肢等动脉栓塞 3. 下肢静脉血栓部分脱落⇨肺动脉栓塞
心室壁瘤	1. 心电图 ST 段持续抬高 2. 影像学见局部心缘突出、搏动减弱或有反常搏动
心肌梗死综合征	1. 数周至数月内出现，可反复发生 2. 表现为心包炎、胸膜炎或肺炎，出现发热、胸痛等症状

6. 辅助检查

(1) 心电图检查

1) 特征性改变

ST 段抬高性心梗	非 ST 段抬高性心梗
宽而深的 Q 波（病理性 Q 波）或 QS 波，反映心肌坏死 ST 段抬高，呈弓背向上型，反映心肌损伤 T 波倒置，反映心肌缺血	无病理性 Q 波 ST 段压低≥0.1mV 对称性 T 波倒置

2) 图形动态演变分期

分期	要点
超急期	1. 数分钟或数小时内 2. 出现高耸、双肢不对称的 T 波
急性期	1. 数小时或数日至数周内 2. ST 段明显抬高，弓背向上，与 T 波连接形成单向曲线 3. 出现病理性 Q 波
近期	1. 数周至数月 2. ST 段逐渐回落至基线 3. T 波平坦或倒置
陈旧期	1. 3 ~ 6 个月之后或更久 2. 70% ~ 80% 遗留坏死性 Q 波

3）AMI 心电图定位诊断：心肌梗死的定位可根据梗死图形出现的导联作出梗死部位与范围的判断。

部位	特征性心电图改变导联
前间壁	$V_1 \sim V_3$
局限前壁	$V_3 \sim V_5$
广泛前壁	$V_1 \sim V_6$，可含 I 、aVL
下壁	II 、III 、aVF
高侧壁	I 、AVL
正后壁	$V_7 \sim V_8$
右心室	$V_3R \sim V_5R$

（2）实验室及其他检查

1）血象与红细胞沉降率：起病 24～48 小时后白细胞可增至（10～20）$\times 10^9$/L 以上，中性粒细胞增多，ESR 增快、CRP 增高，均可持续 1～3 周。

2）血心肌坏死标记物：肌红蛋白在 AMI 后出现最早，肌钙蛋白敏感性、特异性最强，CK－MB 对早期诊断有较重要价值，其增高的程度能较准确地反映梗死的范围。

血心肌坏死标记物		开始升高时间（h）	高峰时间（h）	消失时间（d）
肌红蛋白		1～2	4～8	0.5～1
CK－MB		3～4	16～24	3～4
LDH		12～24	72	8～14
肌钙蛋白	cTnI	3～4	11～24	7～10
	cTnT	3～4	24～48	10～14

7. 诊断和鉴别诊断

（1）AMI 的诊断要点

1）突发剧烈持久胸痛。

2）少数老年人突发严重心律失常、休克和心衰而原因未明。

3）心电图特征动态演变。

4）心肌坏死标志物升高（CK - MB、cTnI、cTnT）。

（2）鉴别诊断

急性心肌梗死	1. 突发剧烈持久胸痛：数小时或 1 ~ 2 日 2. 少数老年人突发严重心律失常、休克和心衰而原因未明 3. 心电图特征动态演变 STEMI NSTEMI 4. 心肌坏死标志物升高（CK - MB、cTnI、cTnT）
心绞痛	1. 发作持续时间一般在 15 分钟以内 2. 不伴恶心、呕吐、休克、心衰和严重心律失常 3. 不伴血清酶增高，心电图无变化或有 ST 段暂时性压低或抬高
急性心包炎	1. 常有较剧烈而持久的心前区疼痛，但疼痛的同时或以前已有发热，疼痛于深呼吸和咳嗽时加重 2. 在发病当天甚至几小时内即出现心包摩擦音 3. 除 aVR 导联外，各导联均有 ST 段弓背向下抬高，无异常 Q 波 4. 血清酶无明显增高
急性肺动脉栓塞	1. 常突然胸痛、气急、咯血或休克 2. 可有右心负荷急剧增加的表现 3. 特异性的心电图改变，即 I 导联 S 波加深，Ⅲ 导联 Q 波显著，T 波倒置 4. D - 二聚体阳性，通气 - 灌注扫描，肺动脉造影可确诊
急腹症	1. 急性胰腺炎、溃疡穿孔、急性胆囊炎、胆石症等病史 2. 上腹部疼痛，可伴呕吐或休克 3. 无心电图及心肌坏死标记物特征性改变
主动脉夹层分离	1. 胸痛迅速达高峰，呈撕裂样，常放射到背、胸、腹、腰或下肢，两上肢血压和脉搏可有明显差别，可有下肢暂时性瘫痪、偏瘫和主动脉瓣关闭不全的表现 2. 无心电图及心肌坏死标记物特征性改变 3. 超声心动图检查、磁共振等影像学有助于诊断

8. 治疗

治疗原则：保护和维持心脏功能，改善心肌血液供应，挽救濒死的心肌，缩小心肌缺血范围，处理各种并发症，防止猝死。

（1）监护和一般治疗：休息、监测、吸氧、护理、建立静脉通道、口服阿司匹林。

（2）缓解疼痛：$\begin{cases} 较剧 \rightarrow 哌替啶、吗啡 \\ 较轻 \rightarrow 可待因、罂粟碱、硝酸酯 \end{cases}$

（3）再灌注心肌

1）溶栓疗法

①溶栓疗法的适应证和禁忌证

适应证	禁忌证
1. 心前区疼痛持续 30 分钟以上，硝酸甘油不能缓解 2. 心电图相邻两个或以上导联 ST 段抬高，肢导联 ≥0.1mV，胸导联 ≥0.2mV 3. 起病时间 ≤6h 4. 年龄 ≤75 岁	1. 半月内有活动性出血、手术、活体组织检查、心肺复苏等病史 2. 高血压控制不满意，>180/110mmHg 3. 高度怀疑主动脉夹层者 4. 既往有出血性脑血管病史或半年内有缺血性脑血管病史（包括 TIA） 5. 各种血液病、出血性疾病或出血倾向者 6. 糖尿病视网膜病变 7. 严重肝、肾疾病或其他恶性疾病

②给药方案

➢ 尿激酶（UK）：30 分钟内静脉滴注 150 万 U。

➢ 链激酶（SK）：链激酶皮试阴性后以 150 万 U 静脉滴注，在 60 分钟内滴完。

以上两种药物在溶栓后均需肝素或低分子肝素辅助治疗。

➢ 重组组织型纤维蛋白溶酶原激活剂（rt-PA）：较为普遍的用法为加速给药方案。

③冠状动脉再通的判断指标

直接指标	间接指标
冠状动脉造影显示再通	1. 心电图抬高的 ST 段于 2 小时内回降 >50% 2. 胸痛 2 小时内基本消失 3. 2 小时内出现再灌注性心律失常 4. 血清 CK-MB 峰值提前出现（14 小时内）

2）介入治疗（PCI）：介入治疗直接再灌注心肌，取得良好的再通效果，是公认首选再灌注的治疗手段，有条件尽早施行。

①经皮冠状动脉腔内成形术（PTCA）。

②支架置入术（Stent）效果优于直接 PTCA。

③补救性 PCI：溶栓未成功者立即施行。

④择期 PCI：溶栓成功者可在 7~10 日后施行。

（4）消除心律失常

1）室性早搏或室性心动过速：利多卡因、胺碘酮，情况稳定后改口服美西律或普罗帕酮，室速药物疗效不满意时应及早同步电复律。

2）室颤：电复律。

3）缓慢心律失常：阿托品肌内或静脉注射。

4）Ⅱ、Ⅲ度房室传导阻滞伴有血流动力学障碍：人工心脏起搏器做临时起搏治疗，待阻滞消失后撤除。

5）室上性快速心律失常：应用药物无效时可考虑电复律或起搏治疗。

（5）控制休克

1）补充血容量。

2）升压药：多巴胺、间羟胺、去甲肾上腺素静脉滴注。

3）血管扩张剂：硝普钠、硝酸甘油、酚妥拉明。

（6）治疗心力衰竭

1）主要是治疗急性左心衰竭，以应用吗啡和利尿剂为主。

2）在梗死发生24小时内宜尽量避免使用洋地黄制剂。

3）有右心室梗死者慎用利尿剂。

（7）其他

1）β受体阻滞剂、钙拮抗剂和ACEI的应用

①β受体阻滞剂：美托洛尔等早期应用可防止梗死范围的扩大，改善急、慢性期的预后，但应注意对心功能的抑制。

②钙拮抗剂：为有效的抗心肌缺血药物，但AMI早期不宜常规应用。

③ACEI：有助于改善恢复期心肌的重构，降低心力衰竭的发生率和死亡率。

2）极化液疗法：氯化钾1.5g、胰岛素8U加入10%葡萄糖液500ml中静脉滴注，每天1~2次，7~14天为一疗程，也可加入硫酸镁5g。

3）抗血小板：目前推荐氯吡格雷加阿司匹林联合应用。

4）抗凝疗法：目前多采用低分子肝素皮下应用。

（8）处理并发症。

（9）右心室心梗：补液、升压，不宜应用利尿剂。

（10）恢复期的处理。

9. 预防

一级预防：预防冠状动脉粥样硬化及冠心病。

二级预防：①阿司匹林和抗心绞痛；②β 受体阻滞剂控制血压；③胆固醇和吸烟；④饮食和糖尿病；⑤教育和运动。

巩固与练习

1. 典型稳定心绞痛发作的症状是（　　　）

　　A. 心尖部一过性刺痛

　　B. 胸骨后压榨性疼痛持续 15 分钟

　　C. 劳力时胸骨后压榨性疼痛，休息后 3~5 分缓解

　　D. 上腹部疼痛，含化硝酸甘油 1 分钟后消失

　　E. 情绪激动后心前区不适，卧床 2 天后逐渐减轻

2.. 变异性心绞痛的主要特征是（　　　）

　　A. 躺卧或休息时发生心绞痛

　　B. 疼痛持续时间长，程度重

　　C. 口含硝酸甘油不易缓解

　　D. 心绞痛发作时 ST 段抬高

　　E. 疼痛发生在一天劳累之后

3. 对冠心病有确诊价值的诊断方法是（　　　）

　　A. X 线检查及临床化验　　　B. 冠状动脉造影

　　C. 超声心动图　　　　　　　D. 心电图及心电图负荷试验

　　E. 心功能检查

4. 急性肌梗死早期主要的死因是（　　　）

　　A. 室性心律失常　　　　　　B. 缓慢性心律失常

　　C. 低血压　　　　　　　　　D. 心力衰竭

　　E. 心脏破裂

5. 急性心梗早期应用洋地黄类药物，最易诱发（　　　）

A. 栓塞   B. 室性心律失常

C. 房室传导阻滞   D. 心室膨胀瘤

E. 心梗范围扩大

 参考答案

1. C   2. D   3. B   4. A   5. B

第六章 心 肌 炎

【考点重点点拨】

1. 病因
2. 临床表现
3. 确诊的主要依据
4. 治疗的主要思路

心肌炎是心肌的炎症性疾病。起病急缓不定，少数呈爆发性导致急性泵衰，大部分患者预后较好。最常见病因是病毒感染。本章重点叙述病毒性心肌炎。

一、病因和发病机制

（一）病因

多种病毒均可引起心肌炎，以引起肠道和上呼吸道感染的病毒多见。其中又以柯萨奇 B 组病毒最多见。

某些诱因如细菌感染、营养不良、剧烈运动、过度疲劳、妊娠、类固醇激素、缺氧及原先存在的心肌损伤等，均可使抵抗力下降，患者对病毒易感而致病。

（二）发病机制

1. 病毒经血直接侵犯心肌，导致心肌纤维溶解、坏死、水肿及炎性细胞浸润，引起心肌损害。
2. 病毒与机体免疫反应共同作用，由病毒刺激机体产生的抗体与致敏 T 细胞对正常心肌细胞发生免疫病理反应所致。

二、临床表现

以青少年多见，病情轻重不一。

（一）症状

病毒感染的表现	心脏受累的表现
多数患者发病前 1～3 周内有呼吸道或消化道感染的病史。表现发热、咽痛、咳嗽、全身不适、乏力等"感冒"样症状或恶心、呕吐、腹泻等胃肠道症状	病毒感染 1～3 周后，患者出现心悸、气短、心前区不适或隐痛，重者呼吸困难、浮肿等。大部分患者以心律失常为主诉或首发症状。少数患者无明显症状，还有极少数患者发生阿-斯综合征、心力衰竭、心源性休克或猝死

（二）体征

（1）各种心律失常极常见，以早搏和房室传导阻滞最多。

（2）心率增快与发热不平衡，休息及睡眠时亦快。

（3）听诊可闻及第三、第四心音或奔马律，在心尖区可闻及收缩期杂音。

（4）心力衰竭可有颈静脉怒张、肺部音、肝肿大、舒张期奔马律，重者可出现心源性休克。

（三）临床类型

类型	表现
急性冠脉综合征样表现	发病前 1~4 周病毒感染，胸痛与心电图改变，冠脉造影无相应血管病变，可伴或不伴肌钙蛋白升高
新发心衰或心衰加重	近 2 周至 3 个月出现心衰或心衰加重。发病前 1～4 周有病毒感染，或围产期
慢性心衰	心衰超过 3 个月，无冠心病和其他原因。检查提示扩张型心肌病或非缺血性心肌病
病情危重	无冠心病或其他心衰原因。发生阿-斯综合征、心力衰竭、心源性休克或猝死

三、辅助检查

项目	说明
胸部 X 线检查	可见心影扩大,有心包积液时可呈烧瓶样改变
心电图	改变常见但多非特异。出现各种心律失常,室性早搏最多;其次为房室传导阻滞。ST－T 改变,少数病理性 Q 波等
血沉和超敏 C 反应蛋白	非特异性炎症指标,升高也见于心包炎等病人
肌钙蛋白、CK－MB 和脑钠肽	非特异性指标,可见于心肌损害和心衰病人
病毒血清学检测	对病毒性心肌炎诊断价值有限。特异性较差
超声心动图	可正常,可左室大,室壁运动减低,可有左室收缩功能减低,附壁血栓形成等,合并心包炎可见心包积液
心脏磁共振	对心肌炎诊断有较大价值
心内膜心肌活检	是心肌炎诊断的金标准,用于病情危重、治疗反应差、原因不清的患者

四、诊断和鉴别诊断

(一) 诊断

病毒性心肌炎的诊断主要依据临床。包括典型的前驱感染史,心衰和/或心律失常相应的症状及体征;心电图、心肌酶学检查改变;超声心动图、心脏磁共振显示的心肌损伤证据。确诊有赖于心肌活检。

(二) 鉴别诊断

1. 必须除外冠心病、高血压所致的心脏表现。

2. 应注意排除甲状腺功能亢进、二尖瓣脱垂综合征以及影响心肌的其他疾患,如结缔组织病、血管炎、药物及毒物等。

3. 必要时心内膜心肌活检明确诊断。

五、治疗

本病目前尚无特异性治疗。疑诊病人应入院监护,必须限制活动。

1. 对有心力衰竭但血液动力学尚可的患者使用利尿剂、血管扩张剂、ACEI/ARB，必要时加用醛固酮拮抗剂。

2. 对于有心包炎的患者可以使用非激素类抗炎药物阿司匹林。

3. 出现快速心律失常，可以用抗心律失常药物，高度 AVB 或窦房结功能障碍出现晕厥或明显低血压时，可考虑使用临时心脏起搏器。

4. 对血流动力学不稳定的患者应该收入 ICU。

巩固与练习

1. 人类病毒性心肌炎的重要病原体是（　　　）

    A. 柯萨奇 A 组病毒　　　　　　B. 柯萨奇 B 组病毒

    C. 乙肝病毒　　　　　　　　　　D. 流感病毒

    E. HIV

2. 急性病毒性心肌炎最重常见的心律失常类型是（　　　）

    A. 室性早搏　　　　　　　　　　B. 房室传导阻滞

    C. 束支阻滞　　　　　　　　　　D. 窦性心动过速

    E. 窦性心动过缓

3. 急性病毒性心肌炎最重要的治疗是（　　　）

    A. 休息　　　　　　　　　　　　B. 用抗生素预防感染

    C. 用能量合剂如 ATP　　　　　　D. 静点极化液

    E. 抗病毒治疗

参考答案

1. B　2. A　3. A

第七章 心 肌 病

【考点重点点拨】

1. 定义、分类
2. 临床表现
3. 实验室及其他检查
4. 诊断与鉴别诊断
5. 治疗

一、概述

1. 定义　伴有心肌功能障碍的心肌疾病。
2. 分类

原发性心肌病 { 扩张型心肌病
肥厚型心肌病
限制型心肌病
致心律失常型右室心肌病 }

特异性心肌病 { 酒精性心肌病
围生期心肌病
克山病（地方性心肌病）
药物性心肌病 }

二、病因、病机、病理

项目	扩张型心肌病	肥厚型心肌病
病因	1. 病毒性心肌炎：主要病因 2. 特发性、家族性	1. 遗传 2. 儿茶酚胺代谢异常、高血压等

续表

项目	扩张型心肌病	肥厚型心肌病
病机	病毒持续感染、自身免疫应答	始动因素可能为原癌基因
病理	1. 心脏扩张，左室尤甚 2. 心肌细胞非特异性肥大变性	1. 非对称性心室间隔肥厚 2. 心肌细胞肥大，形态特异，排列紊乱

三、临床表现

临床表现	扩张型心肌病	肥厚型心肌病
症状	1. 左心或右心功能不全的临床表现 2. 栓塞和猝死 3. 各种类型的心律失常	1. 心悸，胸痛，劳力性呼吸困难 2. 有流出道梗阻者可有起立或运动时眩晕、晕厥
体征	1. 心脏扩大 2. 第三或第四心音，奔马律 3. 肺循环或体循环淤血征	1. 心脏轻度增大 2. 第四心音、$L_3 \sim L_4$ 肋间或心尖部可闻及收缩期较粗糙的喷射性杂音 3. 杂音易变

四、实验室及其他检查

检查项目	扩张型心肌病	肥厚型心肌病
X 线检查	心影扩大不明显	心影扩大明显
心电图	1. 多种心律失常 2. 少数有病理 Q 波	1. 左室肥厚，ST - T 改变 2. 多有病理 Q 波（深而不宽）
超声心电图	左心室扩大、室壁运动减弱	1. 舒张期室间隔厚度与后壁之比≥1.3 2. SAM 现象
心内膜心肌活检	心肌细胞肥大、变性、坏死，间质纤维化	心肌细胞畸形肥大、排列紊乱

五、诊断与鉴别诊断

（一）诊断

	扩张型心肌病	肥厚型心肌病
诊断要点	1. 心脏扩大、心律失常和心力衰竭 2. 全心扩大，左室尤著 3. 心室收缩功能减低 4. 排除特异性心肌病	1. 家族史 2. 劳力性呼吸困难、胸痛、晕厥 3. 心脏杂音特点 4. 心室间隔的非对称性肥厚

（二）鉴别诊断

各种病因明确的器质性心脏病和继发性心肌病。

六、治疗

	扩张型心肌病	肥厚型心肌病
治疗	1. 限制体力活动，低盐饮食 2. 心衰：①常用血管扩张剂、ACEI，慎用洋地黄；②β受体阻滞剂，小剂量开始应用；③利尿剂，注意钾、镁 3. 心律失常：抗心律失常药、DDD起搏器 4. 保护心肌：①美托洛尔；②地尔硫草；③辅酶Q10、维生素C 5. 栓塞：抗凝、抗血小板 6. 外科治疗：左心室成形术、心脏移植	1. 避免劳累、情绪激动、屏气 2. β受体阻滞剂可使1/2～1/3患者心绞痛或黑矇症状缓解 3. 抗心律失常药物：胺碘酮常用 4. 维拉帕米和地尔硫草：改善舒张功能 5. 介入及手术治疗：导管消融、手术切除肥厚心肌

巩固与练习

1. 扩张型心肌病的主要体征是（　　　）

　　A. 心音减弱　　　　　　　　B. 心脏扩大

　　C. 下肢水肿　　　　　　　　D. 心尖部收缩期杂音

　　E. 端坐呼吸

2. 扩张型心肌病的主要诊断依据是（　　　）

　　A. 超声心动图　　　　　　　B. 心脏核素检查

　　C. 心电图　　　　　　　　　D. 心内膜活检

　　E. 心血管造影

3. 心肌病中与遗传关系最密切的是（　　　）

　　A. 扩张型心肌病　　　　　　B. 围生期心肌病

　　C. 肥厚性心肌病　　　　　　D. 克山病

　　E. 酒精性心肌病

参考答案

　　1. B　　2. A　　3. C

第三篇
消化系统疾病

第一章　胃　　炎

第一节　急性胃炎

【考点重点点拨】

1. 病因
2. 临床表现
3. 治疗

一、病因

1. 应激　严重创伤、烧伤、手术、脑血管意外及多脏器功能衰竭等。
2. 理化损伤　许多物理及化学因素可诱发急性炎症，其中药物是最突出的化学因素，特别是非甾体消炎药。
3. 急性细菌感染　常见如沙门菌。致病性大肠杆菌、幽门螺杆菌等。

二、临床表现

（一）症状

上腹痛、腹胀、恶心、呕吐和食欲不振等。

（二）体征

上腹部压痛是其常见体征。

三、治疗

（一）祛除病因

停用致炎药物或刺激性食物等，予清淡饮食，呕吐严重时禁食。

（二）抗菌药物

细菌性胃炎或胃肠炎可选用相应抗菌药物治疗。

（三）对症及支持治疗

1. 腹痛者可予阿托品类解痉剂。
2. 呕吐频繁者可肌注甲氧氯普胺。
3. 积极补液维持水、电解质平衡。
4. 糜烂性胃炎予胃黏膜保护剂治疗。
5. 胃出血参照上消化道出血原则治疗。

第二节　慢性胃炎

【考点重点点拨】

1. 病因与发病机制
2. 临床表现
3. 实验室及其他检查
4. 诊断与鉴别诊断
5. 治疗

一、病因与发病机制

1. Hp 感染　被认为是慢性胃炎主要病因。
2. 自身免疫因素　血液中存在自身抗体，导致胃酸分泌减少。
3. 其他　十二指肠液反流及胃黏膜损伤因子亦引起胃黏膜慢性炎症。

二、临床表现

（一）症状

70%～80%患者可无症状，部分患者表现为上腹不适、腹痛、隐痛、烧灼感等，进食后较重，可有嗳气、反酸、恶心等。胃黏膜糜烂时出现消化道出血，可伴有消瘦、贫血等表现；自身免疫性胃炎患者也可伴有贫血，在典型恶性贫血时除贫血外还可伴有维生素 B_{12} 缺乏的其他临床表现。

(二)体征

大多患者多不明显，部分患者可有上腹轻压痛。

三、实验室及其他检查

(一)胃镜及活组织检查

根据胃镜下表现可分为

病名	非萎缩性胃炎	萎缩性胃炎
镜下	红白相间，出血点表面灰白色分泌物	苍白或灰白色，黏膜变薄，可见黏膜下血管

(二)幽门螺旋杆菌（Hp）检测

(三)自身免疫性胃炎相关检查

四、诊断与鉴别诊断

(一)诊断

慢性胃炎无特异性临床表现，确诊依赖于胃镜和胃黏膜活检，Hp 检测有助于病因诊断。怀疑自身免疫性胃炎者应检测相关的自身抗体。

(二)鉴别诊断

鉴别疾病	鉴别要点
消化性溃疡	慢性病程、周期性、节律性上腹不适，胃镜检查可明确
胃癌	可有上腹不适症状，早期行胃镜检查和组织活检可明确
慢性胆囊炎	可表现上腹不适，腹部 B 超可明确

五、治疗

一般治疗	尽量避免食用刺激性物质，保持心情舒畅
根除幽门螺旋杆菌（Hp）	根除方案有三联或四联疗法（见消化性溃疡）

续表

抗酸或抑酸	抗酸剂如铝碳酸镁；抑酸剂如西咪替丁，奥美拉唑等
保护胃黏膜	药物包括兼有杀 Hp 作用的果胶秘，兼有抗酸和胆盐吸附作用的铝碳酸制剂，以及单纯黏膜保护的硫糖铝
动力促进剂	如多潘立酮、西沙必利等

巩固与练习

1. 慢性胃炎最主要的病因是 (   )
   A. 十二指肠反流　　　　　　B. 遗传
   C. 饮酒　　　　　　　　　　D. 自身免疫反应
   E. 幽门螺杆菌感染

2. 慢性胃炎的病理变化**不正确**的是 (   )
   A. 主要发生在黏膜层
   B. 病变从深部腺区逐步扩展至浅表
   C. 可形成不典型增生
   D. 可出现肠腺化生
   E. 中、重度不典型增生属癌前病变

3. 下列**不符合**胃体胃炎描述的是 (   )
   A. 症状多无特异性
   B. 主要由自身免疫反应引起
   C. 可发生恶性贫血
   D. 主要由 HP 感染引起
   E. 可出现四肢感觉异常

参考答案

1. E　2. B　3. D

第二章　消化性溃疡

【考点重点点拨】

1. 病因与病理
2. 临床表现
3. 实验室及其他检查
4. 诊断与鉴别诊断
5. 治疗及并发症处理

一、病因与病理

1. HP 感染。
2. 胃酸与胃蛋白酶分泌过多。
3. 药物因素（非甾体消炎药、肾上腺皮质激素等）。
4. 精神心理及遗传因素　上述损害侵袭因素与保护修复因素处于动态平衡，损害因素增强或保护修复因素减弱即出现消化性溃疡。
5. 吸烟。
6. 其他慢性疾病（肝硬化、慢性肾功能不全等）。

二、临床表现

（一）症状

1. 上腹痛
（1）慢性
（2）周期性
（3）节律性疼痛 $\begin{cases} ①胃溃疡（GU）多为进食后疼痛 \\ ②十二指肠溃疡（DU）多出现夜间痛、空腹痛 \end{cases}$

2. 其他症状　反酸、嗳气、烧心、上腹饱胀、恶心呕吐等，还可有自主神经紊乱症状。

（二）体征

中上腹局限性疼痛，部分可有贫血体征。

（三）并发症

1. 上消化道出血　可出现呕血、黑便甚至休克。

2. 穿孔　常有腹膜刺激征。

3. 幽门梗阻　典型症状是上腹痛于餐后加重并有恶心、呕吐，典型体征为胃蠕动波与振水音。

三、实验室及其他检查

1. Hp 检测。

2. 胃液分析和血清胃泌素测定。

3. 便潜血试验。

4. 内镜检查　确诊消化性溃疡的首选检查方法。

5. X 线钡剂检查　龛影是直接征象，对溃疡有确诊价值。

四、诊断与鉴别诊断

（一）诊断

病史分析慢性病程、周期性发作、节律性上腹痛等特点可初步诊断，确诊需内镜和 X 线钡剂检查。

（二）鉴别诊断

鉴别疾病	鉴 别 要 点
慢性胆囊炎，胆石症	表现为右上腹痛且与油腻进食有关，伴发热与黄疸
功能性消化不良	鉴别有赖于 X 线和胃镜检查
胃泌素瘤	有过高胃酸分泌及高空腹血清胃泌素
胃癌	多见于中年以上，进行性持续性发展，消瘦显著，溃疡形状不规则，直径多大于 2.5cm，边缘不平，可糜烂出血，X 线检查龛影位于胃腔内

五、治疗

（一）一般治疗

规律饮食，避免辛辣刺激，戒烟酒，非甾体消炎药尽可能停用。

（二）药物治疗

治疗方法	治疗药物
抗 Hp 药物	根除方案有三联或四联疗法（下表附）
抑制胃酸	H_2 受体阻滞剂（西咪替丁、雷尼替丁、法莫替丁等）和 PPI（奥美拉唑、兰索拉唑等）
保护胃黏膜药物	硫糖铝，枸橼酸铋钾，前列腺素 E
胃肠动力药	多潘立酮、莫沙必利

根除幽门螺杆菌的常用三联疗法

PPI 或胶体铋剂	抗菌药物
奥美拉唑 40mg/d 兰索拉唑 60 mg/d 枸橼酸铋钾（胶体次枸橼酸铋）480mg/d 选择一种	克拉霉素 500 ~ 1000mg/d 阿莫西林 1000 ~ 2000mg/d 甲硝唑 800 mg/d 选择两种
上述剂量分 2 次服，疗程 10 ~ 14 天	

四联疗法则为质子泵抑制剂与铋剂合用，再加上任两种抗生素。

根除幽门螺杆菌常用四联疗法

PPI 或胶体铋剂	抗菌药物
奥美拉唑 40mg/d 兰索拉唑 60 mg/d 埃索美拉唑 40mg/d 选择一种 + 枸橼酸铋钾（胶体次枸酸铋）480mg/d	阿莫西林 1000 ~ 2000mg/d 克拉霉素 500 ~ 1000mg/d 甲硝唑 800 mg/d 四环素 750 ~ 1500mg/d 呋喃唑酮 200mg/d 左氧氟沙星 500mg/d 选择两种
上述剂量分 2 次服，疗程 10 ~ 14 天	

（三）并发症治疗

1. 上消化道出血　参见上消化道出血治疗。

2. 幽门梗阻　禁食胃肠减压，静脉补液，营养状况差者给予肠外营养支持，应用 H_2 受体阻滞剂或 PPI，胃肠动力药，禁用抗胆碱能药。

3. 穿孔　禁食，胃肠减压，必要时手术治疗。

巩固与练习

1. 胃溃疡发病的主要因素是（　　）

　　A. 胃酸分泌增多　　　　　　　B. 黏膜自身防御能力下降

　　C. 幽门螺杆菌感染　　　　　　D. 非甾体抗炎药

　　E. 长期精神紧张

2. 十二指肠溃疡发病的主要因素是（　　）

　　A. 胃酸分泌增多　　　　　　　B. 黏膜自身防御能力下降

　　C. 幽门螺杆菌感染　　　　　　D. 非甾体抗炎药

　　E. 长期精神紧张

3. 消化性溃疡发病的主要原因是（　　）

　　A. 胃酸分泌增多　　　　　　　B. 胃蛋白酶分泌增多

　　C. 幽门螺杆菌感染　　　　　　D. 药物因素

　　E. 精神神经因素

参考答案

1. B　2. A　3. C

第三章　胃　　癌

【考点重点点拨】

1. 病因与病理
2. 临床表现
3. 实验室及其他检查
4. 诊断与鉴别诊断
5. 治疗

一、病因与病理

（一）病因

1. **外因**　饮食因素、环境因素、其他如吸烟，饮酒、EB 病毒感染等。

2. **内因**　遗传因素、免疫因素、胃腔内环境如幽门螺旋杆菌感染，残胃，胆汁反流等，其他如胃溃疡、胃息肉等。

（二）病理

1. **发生部位**　半数以上发生于胃窦部，大弯、小弯及前后壁均可受累，其次在贲门部，胃体部及累计全胃者相对较少。

2. **形态分类**

早期胃癌
（仅限于黏膜和黏膜下层）
- Ⅰ型（隆起型、息肉型）
- Ⅱ型（表浅型、平坦型）
- Ⅲ型（溃疡型、凹陷型）

中晚期胃癌
（Borrmann 分型）
- Ⅰ型（隆起型）呈息肉样或菜花样突入胃腔
- Ⅱ型（溃疡型）溃疡发生于突入胃腔的癌组织上
- Ⅲ型（溃疡浸润型）溃疡周围黏膜因癌组织浸润而隆起
- Ⅳ型（弥漫浸润型）胃壁因癌组织浸润而增厚

3. 组织学分类　胃癌绝大多数是腺癌，极少数是腺鳞癌、鳞癌、类癌等。按组织结构不同，腺癌包括管状腺癌、乳头状腺癌、黏液腺癌、印戒细胞等数种。根据其分化程度可分为高分化、中分化与低分化三种。根据组织起源可分为肠型和胃型（弥散型）。

4. 转移途径

（1）淋巴转移（最多见的转移途径）。

（2）直接蔓延。

（3）血行播散。

（4）腹腔种植。

二、临床表现

（一）症状

1. 上腹疼痛，进行性加重，制酸剂不能缓解。

2. 食欲不振，进行性消瘦。

3. 消化道出血。

4. 贫血。

5. 其他　如贲门癌可出现吞咽困难，幽门癌可出现幽门梗阻等。

（二）体征

上腹部可扪及肿块，胃蠕动波及振水音，肝脏转移时可触及肿大肝脏，淋巴结转移时可及锁骨上淋巴结肿大，亦可出现血性腹水。

三、实验室及其他检查

1. 血液检查　贫血、血沉增快。

2. 便潜血持续阳性。

3. 胃液检查　胃酸缺乏，乳酸浓度高。

4. X 线钡剂检查。

5. 胃镜检查结合细胞学检查可提高胃癌的诊断率。

6. 血清学检查。

四、诊断与鉴别诊断

（一）诊断

1. 胃部不适、食欲不振进行性加重，伴消瘦者。

2. 慢性萎缩性胃炎伴肠上皮化生者。

3. 胃溃疡而胃酸真性缺乏者，经内科保守治疗症状不缓解或潜血试验不转阴者。

4. 胃多发息肉者。

5. 恶性贫血者。

上述患者应结合 X 线钡剂、胃镜及活检等重点检查可提高诊断率。

（二）鉴别诊断

鉴别疾病	鉴 别 要 点
胃溃疡	可有慢性病程、周期性发作和节律性上腹痛的特点
慢性胃炎	临床症状与胃癌很相似
邻近脏器肿瘤	肝脏、胰腺、结肠等部位肿瘤可压迫胃出现食欲不振、梗阻症状

以上疾病行胃镜检查及活检有助于明确诊断。

五、治疗

1. 手术治疗。

2. 化学药物治疗。

3. 放射疗法。

4. 免疫疗法。

5. 激光微波治疗。

巩固与练习

1. 胃癌最常见的部位是（　　　）

　　A. 胃窦　　　　　　　　　　　B. 胃小弯

　　C. 贲门　　　　　　　　　　　D. 胃体

E. 胃底

2. 胃癌最早最常见的转移方式是（　　）

    A. 淋巴转移   B. 直接蔓延

    C. 血行转移   D. 种植转移

    E. 局部转移

3. 胃癌筛选的首选方法是（　　）

    A. 血沉   B. 血清癌胚抗原检测

    C. 胃镜检查   D. 粪便潜血试验

    E. X 线钡餐检查

 参考答案

1. A 2. A 3. D

第四章　肝　硬　化

【考点重点点拨】

1. 病因
2. 临床表现及并发症
3. 实验室及其他检查
4. 诊断与鉴别诊断
5. 治疗

一、病因

1. 病毒性肝炎　是国内引起肝硬化的主要原因，主要由乙型、丙型、丁型病毒感染的慢性肝炎演变而来。

2. 慢性酒精中毒　引起酒精性肝炎，进而发展为肝硬化。

3. 长期胆汁淤积　持续肝内淤胆或肝外胆管阻塞时可引起原发性或继发性胆汁性肝硬化。

4. 循环障碍　慢性充血性心衰、缩窄性心包炎肝静脉或下腔静脉阻塞可致肝细胞淤血缺氧最终致淤血性肝硬化。

5. 遗传及代谢障碍　可发展为肝硬化，称代谢性肝硬化。

6. 寄生虫病　如慢性血吸虫病可引起肝硬化。

7. 其他工业毒物或药物　如磷、砷、四氯化碳等化学毒物及长期服用某些药物如甲基多巴等，可引起肝硬化。

8. 免疫紊乱　自身免疫性肝炎最终可发展为肝硬化。

二、临床表现

（一）症状体征

	症　状　体　征
代偿期表现	乏力、纳差、恶心、呕吐及腹胀等，部分患者可出现右上腹隐痛、腹泻，临床体征不明显，部分患者可有脾大、肝掌和蜘蛛痣

续表

			症　状　体　征
失代偿期表现	肝功能减退的症状	全身及肝脏表现	消瘦、纳差、乏力、皮肤干燥、面色黝黑，无光泽（肝病面容）及不规则低热、夜盲及水肿等，部分患者可有黄疸，中、重度黄疸提示肝细胞有进行性或广泛坏死。肝脏触诊肿大或缩小，质硬，可有结节感，活动期可有触痛
		消化道症状	腹胀、恶心呕吐，对脂肪和蛋白质耐受性差，易腹泻，予肝硬化门静脉高压胃肠道淤血水肿、消化吸收障碍和肠道菌群失调有关
		出血倾向和贫血	牙龈、鼻腔出血、皮肤黏膜出血点及胃肠出血，与肝合成凝血因子减少、脾功能亢进和毛细血管脆性增加有关，贫血是由营养不良、肠道吸收障碍、胃肠失血和脾功能亢进等因素引起
	内分泌紊乱		雌激素增多、雄激素减少，糖皮质激素减少表现，男性患者出现性欲减退、睾丸萎缩、乳房发育等，女性患者表现性欲减退、月经紊乱或乳房萎缩等，上腔静脉引流区域出现蜘蛛痣，手掌大鱼际、小鱼际和指端腹侧部位红斑（肝掌），暴露部位皮肤色素沉着。由于肝脏糖原储备不足或对胰岛素分解代谢减弱，可出现低血糖，外周胰岛素抵抗，引起肝源性糖尿病
失代偿期表现	门静脉高压表现		1. 脾大：常伴脾功能亢进，外周血白细胞、红细胞和血小板计数均减少 2. 侧支循环建立与开放：常见有食管与胃底静脉曲张、腹壁与脐周静脉曲张、痔静脉曲张及腹膜后组织间隙静脉曲张 3. 腹水产生原因：①门静脉压力增高；②低蛋白血症；③淋巴液生成过多；④继发性醛固酮增多；⑤抗利尿激素分泌增多；⑥有效循环血容量不足

（二）并发症

1. 上消化道出血　为常见的并发症，突然发生呕血和黑便，往往引起低血容量性休克或诱发肝性脑病。

2. 肝性脑病　为最严重的并发症，急性上消化道出血、大量放腹水、利尿、感染、电解质紊乱、低血糖、手术麻醉、高蛋白饮食等是最常见的诱因。

肝性脑病临床分期	
一期（前驱期）	轻度性格改变和行为失常，可有扑翼样震颤，脑电图多正常
二期（昏迷前期）	意识错乱、行为失常为主，定向力和理解力减退，可有扑翼样震颤，脑电图有特征性异常
三期（昏睡期）	昏睡和精神错乱为主，肌张力增高，脑电图有异常波形
四期（昏迷期）	神智完全丧失，各种反射消失，肌张力降低，脑电图明显异常

3. 原发性肝癌　如短期出现肝脏迅速增大。持续性肝区疼痛，肝表面发现肿块或腹水呈血性，应怀疑并发原发性肝癌。

4. 合并感染　患者抵抗力低下，常并发细菌感染，如肺炎、胆道感染、大肠埃希菌败血症和自发性腹膜炎，自发性腹膜炎起病较急，腹水迅速增长，慢性起病者多有低热、腹胀、腹水持续不减，查体可见全腹压痛和腹膜刺激征。

5. 肝肾综合征　失代偿期肝硬化出现大量腹水时由于有效循环血容量不足及肾内血流重分布等因素，可发生肝肾综合征，亦称功能性肾衰竭，临床标志为少尿或无尿，伴血尿素氮、肌酐增高。不适当的利尿和放腹水、食管曲张静脉破裂出血、感染以及影响肾功能的药物常为诱因。

6. 其他　如电解质及酸碱平衡紊乱、肝源性溃疡、肝源性糖尿病、门静脉高压性胃病等。

三、实验室及其他检查

（一）血常规

代偿期多正常，失代偿期有轻重不等的贫血，脾功能亢进时白细胞、红细胞和血小板计数均减少。

（二）尿常规

代偿期一般无变化。有黄疸时可出现胆红素，并有尿胆原。

（三）生化肝功能检查

血清白蛋白降低，白蛋白/球蛋白比例倒置，凝血酶原时间在代偿期正常，失代偿期则有延长。

（四）免疫功能检查

细胞免疫可发现半数以上 T 细胞数低于正常，CD3，CD4，CD8 均降低。体液免疫 IgG、IgA 均升高。部分患者还出现非特异性自身抗体如抗核抗体、抗平滑肌抗体等

（五）腹水检查

白细胞数增多，腹水呈血性应高度怀疑癌变，宜做细胞学检查。

（六）影像学检查

食管静脉曲张行食管吞钡 X 线检查可见蚓状充盈缺损，以及纵形黏膜皱襞增宽，胃底静脉曲张时可见菊花样充盈缺损；B 超可了解肝脾大小，早期发现原发性肝癌；CT/MRI 可示肝脏肿大，肝表面不规则，脾肿大，腹水；放射性核素早期肝影增大，晚期缩小，影像变淡、稀疏分布不均，脾脏明显肿大。

（七）内镜检查

可直接看见静脉曲张及其部位和程度。

（八）肝穿刺组织活检

若见假小叶形成，可确诊为肝硬化。

（九）血清甲胎蛋白及肝炎病毒标记物检查

四、诊断与鉴别诊断

（一）诊断

有病毒性肝炎及长期饮酒史；有肝功能减退及门静脉高压的临床表现；肝脏质硬，有结节；肝功能异常；肝活检假小叶形成。

（二）鉴别诊断

鉴别疾病	症　状
肝大疾病	慢性肝炎，原发性肝癌，脂肪肝等
脾大疾病	慢性粒细胞白血病，疟疾等
腹水疾病	充血性心力衰竭，结核性腹膜炎等
与并发症鉴别	上消化道出血应与消化性溃疡、胃癌鉴别
	肝性脑病应与低血糖、尿毒症、酮症酸中毒鉴别
	肝肾综合征应与慢性肾小球肾炎，急性肾小管坏死鉴别

五、治疗

（一）一般治疗

1. 休息。

2. 饮食 以高热量、高蛋白质和维生素易消化的食物为主，肝功能严重损害或有肝性脑病先兆时应限制或禁食蛋白质，禁酒，避免进食坚硬食物，禁用损害肝脏药物。

3. 支持治疗 注意营养支持及维持电解质平衡。

（二）药物治疗

1. 保护肝细胞药物 如水飞蓟素等。

2. B 族维生素、维生素 C、维生素 E。

（三）腹水治疗

腹水治疗原则	腹水治疗方法
限制水、钠摄入	一般每日限制钠盐量 2g 以下，如有稀释性低钠血症、难治性腹水应严格控制每日进水量 500ml
利尿剂	主要使用螺内酯和呋塞米，螺内酯为保钾利尿剂，单独使用可致高钾血症，呋塞米为排钾利尿剂，单独使用应同时服用氯化钾
提高血浆胶体渗透压	静输血液制品
放腹水疗法	仅限于利尿剂治疗无效或大量腹水引起呼吸困难者，大量放腹水的主要并发症有严重水、电解质紊乱，诱发肝性脑病，肝肾综合征
腹水浓缩回输	适用于低蛋白血症的大量腹水患者、对利尿剂无反应的难治性腹水者及大量腹水需迅速消除者，但感染性或癌性腹水、严重心功能不全、凝血功能明显障碍、上消化道活动出血者不宜此治疗
颈静脉肝内门 - 体分流术	适用于食管静脉曲张大出血和难治性腹水患者，亦诱发肝性脑病，多用于肝移植前门静脉高压患者

（四）门脉高压症的手术治疗

手术目的主要是降低门静脉系统压力和消除脾功能亢进。

（五）并发症治疗

并发疾病	治 疗 方 法
上消化道出血	禁食，补充血容量，止血治疗
肝性脑病	1. 去除诱因如大量放腹水、电解质紊乱和酸碱平衡失调、上消化道出血、感染等 2. 减少肠道毒物吸收可限制蛋白质摄入，口服硫酸镁、乳果糖导泻或清洁灌肠减少氨的吸收，口服氨苄西林、甲硝唑、诺氟沙星等抗生素抑制肠道细菌生长，抑制血氨生成 3. 降低血氨药物 谷氨酸盐、精氨酸等降低血氨 4. 补充支链氨基酸 5. 肝移植
肝肾综合征	去除诱因；量出为入；补充胶体液及血管活性药物改善肾血流等，重在预防，避免强烈利尿、大量放腹水及服用肾损害药物
自发性腹膜炎	宜早期、足量、联合应用抗生素，一经诊断立即进行，主要选用针对革兰阴性菌并兼顾革兰阳性菌的抗菌药物，用药时间不得少于2周

巩固与练习

1. 我国肝硬化最常见的病因是（   ）

   A. 病毒性肝炎　　　　　　　B. 慢性酒精中毒

   C. 长期胆汁淤积　　　　　　D. 肝脏循环障碍

   E. 遗传

2. 欧美国家肝硬化最常见的病因是（   ）

   A. 病毒性肝炎　　　　　　　B. 慢性酒精中毒

   C. 长期胆汁淤积　　　　　　D. 肝脏循环障碍

   E. 免疫功能障碍

3. 肝硬化患者最常见的并发症是（   ）

   A. 肝性脑病　　　　　　　　B. 感染

   C. 原发性肝癌　　　　　　　D. 肝肾综合征

   E. 急性上消化道出血

参考答案

1. A　2. B　3. E

第五章　原发性肝癌

【考点重点点拨】

1. 病因与病理
2. 临床表现
3. 实验室及其他检查
4. 诊断与鉴别诊断
5. 治疗

一、病因与病理

（一）病因

1. 病毒性肝炎。
2. 黄曲霉毒素。
3. 肝硬化。
4. 其他如致癌化学物质、嗜酒及遗传因素。

（二）病理分型

形　态　分　型	组织学分型
块状型 结节型 弥漫型 小癌型	肝细胞型 胆管细胞型 混合型

（三）转移途径

1. 血行转移　肝内转移发生最早也最常见；肝外最常见的转移部位为肺。
2. 淋巴转移　以肝门淋巴结转移最为常见。

3. 种植转移　较少见。

二、临床表现

症　状	体　征	伴癌综合征	并　发　症
1. 肝区疼痛（多呈持续性胀痛、隐痛或钝痛，以夜间、劳累后或深呼吸时加重） 2. 消化道症状如纳差、恶心呕吐、腹胀、腹泻等 3. 其他可有发热、乏力、进行性消瘦 4. 如肝外转移常有转移灶的症状	肝肿大；脾大；腹水；黄疸；其他如肝掌、蜘蛛痣、腹壁静脉曲张及肝外转移灶的症状	内分泌紊乱出现低血糖、红细胞增多症、高血钙、高血脂及类癌综合征等	1. 上消化道出血 2. 肝性脑病 3. 肝癌结节破裂出血 4. 继发感染

三、实验室及其他检查

（一）血肿瘤标记物检查

如 AFP，GGT－Ⅱ，AP 等。

（二）影像学检查

如超声、CT、肝血管造影、MRI。

（三）肝穿刺活检

四、诊断与鉴别诊断

不明原因的肝区疼痛、消瘦，进行性肝大者，应做 AFP 等检查以早期诊断。

（一）2001 年修订肝癌诊断标准

1. AFP>400μg/L，且除外活动性肝病、妊娠、转移性肝癌等，能触及肝肿大及肿块，影像学检查提示有肝癌特征性占位性病变。

2. AFP<400μg/L，且除外活动性肝病、妊娠、转移性肝癌等，2 种影像学检查提示有肝癌特征性占位性病变，或 2 种肝癌标志物阳性及 1 种影像学检查提示肝癌特征性占位性病变。

3. 有肝癌临床表现及远处转移灶，且除外继发性肝癌。

（二）鉴别诊断

鉴别疾病	鉴别要点
继发性肝癌	病情发展较缓慢，症状较轻，AFP 多为阴性
肝硬化	肝硬化病情发展缓慢，且常反复，AFP 轻度增高，肝功能损坏严重；若肝硬化患者出现明显肝肿大，影像学检查发现占位性病变，则肝癌的可能性很大，可进一步检查
肝脓肿	往往有发热等明显的炎症表现；超声检查可见肝内液性暗区

五、治疗

（一）手术治疗

手术切除是目前根治原发性肝癌的最好方法。

（二）全身化学药物治疗

顺铂（DDP）、阿霉素、氟尿嘧啶等。

（三）放射治疗

不甚敏感。

（四）局部治疗

采用经皮穿刺乙醇注射疗法（PEI）。其他有射频消融等。

（五）肝动脉化疗栓塞治疗（TACE）

主要用于多发的或较大肿瘤不宜切除者。

（六）生物和免疫治疗

由于治疗后巩固和增强疗效。

（七）中医治疗

巩固与练习

1. 关于原发性肝癌下列描述**不正确**的是（　　　）

　　A. 病死率高于肺癌

    B. 男性多于女性

    C. 病毒性肝炎与原发性肝癌有明显相关性

    D. 黄曲霉毒素污染可导致肝癌

    E. 雄激素被疑为致癌因素

2. 原发性肝癌按大体形态分类最多见的是（　　　）

    A. 结节型　　　B. 弥漫型　　　C. 块状型　　　D. 小癌型

    E. 大癌型

3. 原发性肝癌最早的转移途径是（　　　）

    A. 淋巴转移　　　　　　　B. 种植转移

    C. 直接蔓延　　　　　　　D. 肝内血行转移

    E. 肝外血行转移

参考答案

1. A　2. C　3. D

第六章 急性胰腺炎

【考点重点点拨】

1. 病因
2. 临床表现
3. 实验室及其他检查
4. 诊断与鉴别诊断
5. 治疗

一、病因

1. 胆道疾病。
2. 胰管梗阻　胰管结石、肿瘤、蛔虫可致胰管梗阻。
3. 大量饮酒与暴饮暴食。
4. 高脂血症。
5. 其他　如高钙血症、胰腺周围器官手术或外伤等，仍有部分急性胰腺炎原因不明，称为特发性胰腺炎。

二、分型

急性水肿型	急性出血坏死型
大体上见胰腺水肿，分叶模糊，胰腺周围有少量脂肪坏死	分叶结构消失，有较大脂肪坏死灶，并有新鲜出血区

三、临床表现

（一）症状

症状	表现
腹痛	饱餐后多发，位于中上腹或左上腹，可向腰背部放射
恶心呕吐	吐后腹痛不缓解，可有腹胀，甚至可出现麻痹性肠梗阻

续表

症状	表　现
发热	多为中度以上发热，持续3~5日，合并胰腺感染或胆源性胰腺炎可持续高热不退
休克	急性出血坏死型胰腺炎常伴发休克，甚至猝死

引起休克的原因有：

1. 大量液体渗入腹腔、胸腔，呕吐丢失体液及胰腺、消化道出血，致有效血容量不足。

2. 缓激肽等血管活性物质增加，使周围血管扩张。

3. 坏死胰腺释放心肌抑制因子使心肌收缩乏力。

4. 感染。

5. 其他　低钙血症可引起手足抽搐，为预后不良的征兆。高血糖、肺不张、胸腔积液等。

（二）体征

分　型	体　征
轻型胰腺炎（MAP）	腹部体征较轻，无明显肌紧张和反跳痛
重型胰腺炎（SAP）	有明显腹部压痛，反跳痛及肌紧张，可伴肠梗阻，胸水，腹水及特异性体征 Cullen 征（脐周皮肤出现青紫）和 GreyTurner 征（两腰部皮肤出现暗灰蓝色），系胰酶、坏死组织及出血沿腹膜间隙与肌层渗入腹壁下所致。并发胰腺周围脓肿或假性囊肿时，上腹部可触及有明显压痛的肿块，如压迫胆总管，可出现黄疸

（三）并发症

可出现局部如胰腺坏死、胰腺脓肿、胰腺假性囊肿、急性液体积聚等，亦可有全身炎症反应，致多器官功能衰竭。

四、实验室及其他检查

（一）血常规

如白细胞计数和或中性粒细胞比例增高。

（二）生化

出现血糖升高，如持续空腹血糖 > 10mmol/L，表示病情严重，常伴低钙血症，如血钙 < 1.75mmol/L，提示预后不良，肝肾功能异常，CRP 于 72 小时升高 >150mg/L，提示胰腺组织坏死。

（三）血尿淀粉酶测定

血淀粉酶在起病 6 ~ 12 小时后开始上升，约 48 小时达高峰，多持续 3 ~ 5 日，血淀粉酶超过正常值 3 倍即可确诊，持续增高可能提示病情反复、并发急性囊肿或脓肿，要注意与其他急腹症如消化性溃疡、胆石症、胆囊炎、肠梗阻等引起的血淀粉酶增高鉴别，这些疾病的血淀粉酶一般不超过正常值 2 倍。尿淀粉酶在血淀粉酶升高 2 小时后开始升高，下降较慢，持续 1 ~ 2 周，其受尿量及肾功能等因素影响。

（四）血脂肪酶测定

常在起病后 24 ~ 72 小时开始上升，持续 7 ~ 10 日，特异性较高。

（五）腹部平片

可发现麻痹性肠梗阻征象，"哨兵襻"和"结肠切割征"为胰腺炎的间接指征。

（六）腹部超声

（七）腹部 CT

五、诊断与鉴别诊断

（一）诊断

急性发作而持续上腹疼痛，恶心呕吐，发热，查体上腹压痛，血胰腺损伤标志物升高即可诊断，如出现脏器功能衰竭，胰腺坏死，脓肿、假性囊肿等诊断重型胰腺炎。

（二）鉴别诊断

鉴别疾病	鉴 别 要 点
胆石症和急性胆囊炎	常有反复发作的胆绞痛史，疼痛多位于右上腹，常向右肩部放射，墨菲氏征阳性，血尿淀粉酶可轻度升高，超声及 X 线检查可确诊

续表

鉴别疾病	鉴别要点
消化性溃疡急性穿孔	有典型溃疡病史，突然出现腹部剧痛，伴明显腹膜刺激征，肝浊音界消失，X 线检查可见膈下游离气体
机械性肠梗阻	阵发性腹部绞痛，伴腹胀、呕吐、脱水、停止排便、排气，肠鸣音亢进，腹部 X 线可见液气平面
急性心肌梗死	有冠心病史，疼痛限于上腹部，心电图显示心肌梗死图像，心肌酶多升高

六、治疗

（一）一般治疗

禁食，胃肠减压，质子泵抑制剂，生长抑素（如奥曲肽）。

（二）抑制胰酶活性

抑肽酶，氟尿嘧啶，加贝酯。

（三）支持及对症治疗

营养支持；维持水电解质平衡；解痉镇痛（剧烈腹痛可注射哌替啶，不主张应用吗啡或胆碱能受体拮抗剂，可诱发 或加重肠麻痹）；抗感染（抗生素应用应遵循抗菌谱以革兰阴性细菌和厌氧菌为主，脂溶性高，有效通过血胰屏障的原则，首推喹诺酮类合并甲硝唑或替硝唑，疗效不佳可改用亚胺培南治疗）等治疗。

（四）防止并发症

如 ARDS（处理包括：①早期吸氧、提高血氧浓度；②大剂量、短程糖皮质激素治疗；③机械通气）、急性肝肾功能衰竭（避免使用对肝肾有损害的药物，必要时可行连续肾替代治疗）等。

（五）外科治疗

内科治疗无效者可考虑外科手术治疗，适应证如下。

1. 病情重，内科治疗无效。

2. 腹膜炎症重，腹水呈血性，腹腔灌洗疗效不佳。

3. 胰腺大片坏死、或合并胰周及腹膜后脓肿形成、假性囊肿、弥漫性腹膜炎、肠麻痹坏死。

4. 胆源性胰腺炎须手术解除梗阻。

巩固与练习

1. 下列哪项**不是**急性胰腺炎的症状（　　）

　　A. 腹痛　　　　　　　　　　B. 发热

　　C. 恶心、呕吐　　　　　　　D. 休克

　　E. 肢端坏疽

2. 急性胰腺炎的并发症有（　　）

　　A. 胰腺脓肿　　　　　　　　B. 胰腺假性囊肿

　　C. 全身炎症反应　　　　　　D. 血压升高

　　E. 多器官功能衰竭

3. 下列哪项**不是**急性胰腺炎的体征（　　）

　　A. 上腹或全腹压痛明显　　　B. 肌紧张

　　C. 肠鸣音减弱或消失　　　　D. 肝浊音界消失

　　E. Cullen 征或 GreyTurner 征

参考答案

1. E　2. D　3. D

第七章 消化道出血

第一节 上消化道出血

【考点重点点拨】

1. 概念
2. 病因
3. 临床表现
4. 诊断
5. 治疗

一、概念

系指屈氏韧带以上的消化道出血，包括食管、胃、十二指肠、上段空肠及胰胆病变引起的出血，主要表现为呕血，黑便，并伴血容量减少引起的急性周围循环衰竭。

二、病因

最常见的病因是消化性溃疡、食管与胃底静脉曲张破裂、急性糜烂出血性胃炎和胃癌。

1. 上消化道疾病　食管疾病（食管炎、食管癌、食管损伤），胃、十二指肠疾病（消化性溃疡、急性糜烂出血性胃炎、胃癌等）。

2. 门静脉高压引起食管与胃底静脉曲张破裂。

3. 邻近组织或器官疾病　胆道出血，胰腺疾病累及十二指肠，主动脉瘤破入食管等。

4. 全身性疾病　血管性疾病，血液病，尿毒症，结缔组织病，急性感染，应激相关胃黏膜损伤。

三、临床表现

(一) 呕血，黑便

是上消化道出血的特征性表现。

(二) 失血性周围循环衰竭

急性大量失血，循环血容量迅速减少，导致周围循环衰竭。一般表现为头昏、心慌、乏力、晕厥、口渴、肢体发冷、心率加快、血压偏低等。严重者呈休克状态，表现为烦躁不安或神志不清、面色苍白、四肢湿冷、口唇发绀、呼吸急促、血压下降、脉压变小、心率加快。休克未改善时尿量减少。

(三) 贫血和血象变化

急性大量出血后均有急性失血性贫血。急性出血患者为正细胞正色素性贫血，慢性失血则呈小细胞低色素性贫血。

(四) 发热

多数患者在 24 小时内出现低热。

(五) 氮质血症

由于大量血液蛋白的消化产物在肠道被吸收，血中尿素氮浓度可暂时增高，称为肠源性氮质血症。如尿素氮持续升高 > 17.9mmol/L，且出血前肾功能正常，应考虑进行性出血可能；如活动性出血停止而尿量仍少，应考虑肾功能衰竭可能。

四、诊断

(一) 上消化道出血诊断的确立

根据呕血、黑便和失血性周围循环衰竭的临床表现，呕吐物隐血试验呈强阳性，血红蛋白浓度、红细胞计数及血细胞比容下降的实验证据，可作出诊断。但需注意排除消化道以外的出血因素，并判断是上消化道出血还是下消化道出血。

（二）出血严重程度的估计

出 血 量	临 床 表 现
每日 5 ~ 10ml 以上	大便隐血试验呈阳性
每日出血量为 50 ~ 100ml	黑便
胃内积血在 250 ~ 300ml	呕血
一次出血量 < 400ml	一般不引起全身症状
出血量超过 400 ~ 500ml	出现全身症状
短时间内出血超过 1000ml	出现周围循环衰竭的表现

（三）出血是否停止的判断

临床上出现下列情况应考虑有继续出血或再出血。

1. 症状与体征　反复呕血，或黑便次数增多、粪质稀薄，甚至呕血转为鲜红色、黑便变成暗红色，伴肠鸣音亢进。

2. 周围循环衰竭　经充分输液、输血而未见明显好转，或暂时好转后又恶化。

3. 实验室检查　血红蛋白浓度、红细胞计数、血细胞比容继续下降，网织红细胞计数继续升高。补液与尿量足够的情况下 BUN 持续或再次升高。

五、治疗

抗休克、迅速补充血容量应放在一切医疗措施的首位。

（一）一般急救措施

卧床休息，保持呼吸道通畅，必要时吸氧。活动性出血期间应禁食。严密监测生命体征。

（二）积极补充血容量

紧急输血的指征如下：

1. 患者改变体位时出现晕厥、血压下降和心率加快。

2. 心率 > 120 次/分或收缩压 < 90mmHg（或较基础血压下降 25%）。

3. 血红蛋白 < 70g/L（或血细胞比容 < 25%）。

（三）止血

出 血 部 位	止 血 方 法
食管与胃底静脉曲张破裂出血	1. 药物：血管加压素，生长抑素 2. 三腔两囊管压迫止血 3. 内镜下治疗 4. 外科手术或经颈静脉肝内门 – 体静脉分流术
非食管与胃底静脉曲张破裂出血	1. 提高胃内 pH 值：H_2 受体阻滞剂和质子泵抑制剂 2. 内镜治疗 3. 局部去甲肾上腺素加冰盐水洗胃，凝血酶局部应用 4. 手术治疗 5. 介入治疗

第二节　下消化道出血

传统概念下的下消化道出血包括新概念的中消化道以及下消化道病变导致的出血，其患病率虽不及上消化道出血高，但临床亦常发生。其中，90% 以上的下消化道出血来自大肠，小肠出血比较少见，但诊断较为困难。近年来，检查手段及治疗技术的提高，使诊断率有了明显提高。

一、病因

（一）肠道原发疾病

1. 肿瘤和息肉　恶性肿瘤有癌、类癌、恶性淋巴瘤、平滑肌肉瘤、纤维肉瘤等；良性肿瘤有平滑肌瘤、脂肪瘤、血管瘤等。肠道间质瘤也可引起出血。息肉多见于大肠，主要是腺瘤性息肉。

2. 炎症性病变　感染性肠炎有肠结核、肠伤寒菌痢等；寄生虫感染有阿米巴、血吸虫、钩虫等。非特异性肠炎有溃疡性结肠炎、克罗恩病等。此外还有抗生素相关性肠炎、出血坏死性小肠炎、放射性肠炎等。

3. 血管病变　毛细血管扩张症、血管畸形、静脉曲张等。

4. 肠壁结构性病变　小肠憩室、肠气囊肿病、肠套叠等。

5. 肛门病变　痔疮、肛裂。

（二）全身疾病累及肠道

白血病和出血性疾病；风湿性疾病如系统性红斑狼疮、结节性多动脉炎等；恶性组织细胞病；尿毒症性肠炎。腹腔临近脏器恶性肿瘤浸润或脓肿破裂侵入肠腔可引起出血。

据统计引起下消化道出血最常见原因为大肠癌和大肠息肉，肠道炎症性病变次之。

二、诊断

（一）除外上消化道出血

下消化道出血一般为血便或暗红色大便，不伴呕血。但出血量大的上消化道出血亦可表现为暗红色大便；高位小肠出血乃至右半结肠出血，如血在肠腔停留较久亦可呈柏油样便，遇此类情况，应常规作胃镜检查除外上消化道出血。

（二）下消化道出血的定位及病因诊断

1. 病史

（1）年龄：老年患者以大肠癌、结肠血管扩张、缺血性肠炎多见。儿童以 Meckel 憩室、幼年性息肉、感染性肠炎、血液病多见。

（2）出血前病史：结核病、血吸虫病、腹部放疗史、动脉硬化、口服避孕药、血液病、结缔组织病等。

（3）粪便颜色和性状：血色鲜红，附于粪便表面多为肛门、直肠、乙状结肠病变，便后滴血或喷血常为痔或肛裂。右侧结肠出血为暗红色，停留时间长可呈柏油样便。小肠出血与右侧结肠出血相似，但更易呈柏油样便。黏液脓血便多见于菌痢、溃疡性结肠炎、大肠癌有时亦可出现黏液脓血便。

（4）伴随症状：伴有发热见于肠道炎症性病变，全身性疾病如白血病、淋巴瘤等引起的肠出血亦多伴发热。伴不完全肠梗阻症状常见于克罗恩病、肠结核、肠套叠、大肠癌。可伴有不同程度腹痛。

2. 体格检查注意

（1）皮肤黏膜有无皮疹、紫癜、毛细血管扩张；浅表淋巴结有无肿大。

（2）腹部检查要全面细致。

（3）一定要检查肛门直肠。

3. 实验室检查 血、尿、便常规及生化检查，疑伤寒者做血培养及肥达试验。疑结核者作结核菌素试验。疑全身性疾病作相应检查。

4. 影像学检查 结肠镜、小肠镜、胶囊内镜、小肠 CT 或 MRI、X 线钡剂造影、核素扫描或选择性血管造影。

5. 手术探查 各种检查不能明确出血灶，持续大出血危及生命，需手术探查。

三、治疗

（一）一般急救措施及补充血容量

详见"上消化道出血"。

（二）止血治疗

1. 凝血酶 保留灌肠有时对左半结肠以下出血有效。

2. 内镜下止血。

3. 血管活性药物应用 血管加压素、生长抑素静脉滴注可能有一定作用。

4. 动脉栓塞治疗 对动脉造影后动脉输注血管加压素无效的病例，可做超选择性插管，在出血灶注入栓塞剂。本法主要缺点是可能引起肠梗死，拟进行肠段手术切除的病例，可作为暂时止血用。

5. 紧急手术治疗 经内科保守治疗仍出血不止，危及生命，无论出血病变是否确诊，均是紧急手术的指征。

（三）病因治疗

针对不同病因选择药物治疗、内科治疗、外科手术治疗。

巩固与练习

1. 上消化道出血最常见的病因是 (   )

   A. 消化性溃疡   B. 食管胃底静脉曲张破裂

   C. 急性糜烂性出血性胃炎   D. 胃癌

   E. 胆道出血

2. 下消化道出血最常见的病因是 (   )

   A. 肠套叠   B. 肠结核

   C. 溃疡性结肠炎   D. 出血坏死性小肠炎

   E. 大肠癌

3. 对于消化道出血,可出现全身症状的出血量估计是 (   )

   A. 胃积血量为 250～300ml   B. 出血量超过 400～500ml

   C. 短时间内出血超过 1000ml   D. 一次性出血量 <400ml

   E. 每日出血量为 50～100ml

参考答案

1. A   2. E   3. B

第四篇
泌尿系统疾病

第一章 肾小球肾炎

第一节 急性肾小球肾炎

【考点重点点拨】

1. 病因及发病机制
2. 临床表现
3. 实验室及其他检查
4. 诊断与鉴别诊断
5. 治疗

急性肾小球肾炎简称急性肾炎。本病是常见病，好发于儿童及青年。本书重点介绍最常见的急性链球菌感染后肾炎。

一、病因及发病机制

本病的病因可为细菌（链球菌、肺炎球菌、脑膜炎球菌等）、病毒（水痘病毒、乙型病毒性肝炎病毒等）、梅毒螺旋体、疟原虫等感染。

机体感染 β - 溶血性链球菌 A 群 27 型或其他"致肾炎菌株"后，菌体内的某种成分（M 蛋白）作为抗原，与机体产生的抗体（抗 M 蛋白抗体）结合形成可溶性免疫复合物，通过肾小球基底膜时沉积于此。部分链球菌株与肾小球基底膜有共同抗原，抗链球菌抗体可与肾小球基底膜结合，形成原位免疫复合物。免疫复合物激活补体系统后形成 C_{5b-9}（攻膜复合物），同时吸引循环中的炎症细胞（中性粒细胞、单核细胞），产生细胞因子、蛋白酶类等一系列炎症介质，引起肾小球的炎性病变。肾小球基底膜损伤后，血浆蛋白及红细胞、白细胞等逸至尿中肾小球毛细血管袢阻塞,肾小球滤过率下降,而肾小管重吸收功能仅轻度受损或正常,出现"球管失衡状态",导致少尿或无尿、高血压、水肿,甚至氮质血症及尿毒症。

二、临床表现

好发年龄	好发于儿童及青少年
前驱病史	大部分患者发病前有咽部或皮肤的链球菌感染史。感染后 7 ~ 20 天急性起病,临床表现轻重悬殊
水肿	多为早期症状,出现率为 70% ~ 90%。轻者仅晨起眼睑水肿,重者延及全身,甚至伴胸、腹水,指压可凹性不明显。2 ~ 4 周后,大多可自行利尿、消肿
高血压	80%,高血压多为中等度,偶尔严重。主要与水钠潴留后血容量增加有关。常无高血压眼底改变
尿异常	少尿起病时多数尿量 <500ml/d,可由少尿引起氮质血症。2 周后尿量增加,肾功能恢复。少于 5% 的患者可发展为无尿
	血尿常为首发症状,几乎全部患者均有血尿,约半数为肉眼血尿,持续 1 ~ 2 周后转为镜下血尿。严重者排尿时有尿道不适感
	蛋白尿 几乎均有尿蛋白,一般在 0.5 ~ 3.0 g/d 之间,常为非选择性蛋白尿,少数患者可在 3.5g/d 以上,甚至发展为肾病综合征
全身表现	常有疲乏、厌食、恶心、呕吐(与氮质血症不完全成比例)、嗜睡、头晕、视力模糊及腰部钝痛等
并发症	重症或治疗不及时等,可出现心力衰竭、高血压脑病、急性肾损伤等

三、实验室及其他检查

1. 血液 血红蛋白、血钠、血浆白蛋白常因血液稀释而轻度下降。血沉可增快。少尿者常有高钾血症。大部分患者循环免疫复合物阳性,血清总补体及 C_3、备解素下降,补体水平于 6 周内恢复正常,如其持续下降,则应怀疑系膜毛细血管性肾炎或其他系统性疾病(如系统性红斑狼疮等)。可有一过性氮质血症,肾小管功能多正常。

2. 尿液 除红细胞及蛋白外,尚可见红细胞管型、颗粒管型及少量白细胞。尿常规改变较其他临床表现恢复慢,常迁延数月。尿中出现纤维蛋白降解产物表明病情较重。

3. 有关链球菌感染的细菌学和血清学检查 抗链球菌溶血素 O 抗体（ASO）滴度升高，提示近期曾有链球菌感染。抗脱氧核糖核酸酶 B 及抗透明质酸酶在由皮肤感染引起的急性肾炎中阳性率较高。

4. 肾穿刺活检 如持续少尿，肾功能进行性恶化且无禁忌证，或治疗效果欠佳者，宜做肾穿刺活检。

四、诊断与鉴别诊断

1. 诊断链球菌感染后 1～3 周，出现血尿、水肿、高血压；尿检有肾性血尿、不同程度的蛋白尿；结合有关血清学、血清补体检查可明确诊断。必要时需做肾穿刺活检。

2. 鉴别诊断

	鉴别要点
以急性肾炎综合征起病的肾小球疾病	其他病原体感染后急性肾炎（肾穿刺活检病理）
	系膜毛细血管性肾小球肾炎（肾穿刺活检病理）
	IgA 肾病及非 IgA 肾病系膜增生性肾小球肾炎（肾穿刺活检病理）
急进性肾小球肾炎	发病过程与本病相似，但呈进行性少尿、无尿，迅骤发展的肾衰竭，本病 1 个月以上不见缓解时，需及时行肾活检与之鉴别
全身系统性疾病肾脏受累	如过敏性紫癜性肾炎、狼疮性肾炎等虽有类似本病的临床表现，但多伴其他系统受累的表现

五、治疗

本病为自限性疾病，以对症治疗、防治并发症、保护肾功能为主。

1. 一般治疗 必须卧床休息，直至肉眼血尿消失，水肿消退，血压恢复正常应给富含维生素的低盐饮食，蛋白入量约 1g/(kg·d) 水肿重且尿少者，入水量不应超过前 1 天尿量加不显性失水量。有氮质血症时，应限制蛋白入量，给予优质低蛋白饮食。高钾血症者应限制钾入量。

2. 治疗感染灶 如原发病或感染灶不明显，也必须用青霉素 40 万

U 肌肉注射，每天 2 次，2 周或直到治愈以清除链球菌感染。对病情反复，扁桃体病灶明显者在，可在病情稳定时行扁桃体切除术。

3. 对症治疗

（1）利尿：用于经控制水盐入量后，水肿仍明显者。常用噻嗪类利尿剂如氢氯噻嗪 25mg，每天 2～3 次。必要时可用髓祥利尿剂如呋塞米 20～60mg 口服或注射，有时用量需 100～400mg/d。此外，还可用各种解除血管痉挛的药物如多巴胺等。

（2）控制高血压：利尿可控制血压，必要时可用钙离子阻滞剂、哌唑嗪、血管紧张素转换酶抑制剂等。

（3）高钾血症、心力衰竭、急性肾损伤、高血压脑病等的治疗参见有关章节。

4. 透析治疗：当本病出现少尿性急性肾损伤（尤其在高钾血症时）或急性左心衰竭而利尿效果不佳时，可行透析治疗。

巩固与练习

1. 下列各项**不是**急性肾小球肾炎临床表现的是（　　）

A. 水肿 　　　　　　　　　B. 高血压

C. 蛋白尿 　　　　　　　　D. 疲乏、厌食、恶心、呕吐

E. 呼吸困难

2. 急性肾小球肾炎诊断要点是（　　）

A. 链球菌感染后 1～3 周

B. 血尿、水肿、高血压

C. 血清补体低

D. 尿检有肾性血尿、不同程度的蛋白尿

E. 呼吸急促、喘憋

3. 李某，女性，15 岁。2 周前天起眼睑浮肿，继而延及全身，皮肤光亮，尿检可见蛋白尿（＋＋），最可能的诊断是（　　）

A. 急性肾小球肾炎 　　　　B. 慢性肾小球肾炎

C. 肾病综合征 　　　　　　D. 泌尿系感染

E. 急性肾衰竭

4. 急性肾小球肾炎病人每日适宜的蛋白入量是（　　）

    A. 0.8g/（kg·d）   B. 0.6g/（kg·d）

    C. 1g/（kg·d）   D. 1.5g/（kg·d）

    E. 1.2g/（kg·d）

5. 急性肾小球肾炎伴水肿控制高血压首选的降压药是（　　）

    A. 钙离子阻滞剂   B. 利尿药

    C. 哌唑嗪   D. 血管紧张素转换酶抑制剂

    E. 血管扩张药

参考答案

1. E　2. E　3. A　4. C　5. B

第二节　慢性肾小球肾炎

【考点重点点拨】

1. 病因及发病机制

2. 临床表现

3. 实验室及其他检查

4. 诊断与鉴别诊断

5. 治疗

一、概述

以蛋白尿、血尿、水肿及高血压为基本临床表现⇨起病方式各异⇨病情迁延⇨病变缓慢进展⇨常伴有不同程度的肾功能损害。

二、病因

{ 15%～20%慢性肾炎由急性肾炎发展而来

其他细菌及病毒（如乙型肝炎病毒等）感染可引起慢性肾炎

三、发病机制：至今尚未完全阐明

慢性肾炎的病因、发病机制和病理类型不尽相同。

大部分是免疫介导性疾病

非免疫介导在慢性肾炎中的作用

①肾小球病变引起肾内动脉硬化，加重肾实质缺血性损害

②肾血流动力学代偿性改变引起肾小球损害

③肾性高血压可引起肾小球结构及功能的改变

四、病理

1. 慢性肾炎病理改变是双肾一致性的肾小球改变，由于病因、病程及发病机制不同，其病理改变也不同。

2. 常见的病理类型

（1）系膜增生性肾小球肾炎（包括 IgA 和非 IgA 系膜增生性肾小球肾炎）。

（2）膜增生性肾小球肾炎。

（3）膜性肾病及局灶性节段性肾小球硬化→慢性肾炎进展至后期不同病理类型改变均转化为→肾小球硬化→硬化性肾小球肾炎。

五、临床表现

发病年龄	发于任何年龄，但以中青年为主，男性多见
病史	多数起病隐匿，进展缓慢，病程较长，常有水肿、高血压病史 1 年以上
症状	临床表现呈多样性，但以蛋白尿、血尿、高血压、水肿为其基本临床表现，可有不同程度的肾功能减退。早期患者可有疲倦乏力、腰部酸痛、食欲不振等，多数患者有水肿，一般不严重，有的患者有不同程度的贫血，有的无明显临床症状。病情时轻时重，迁延难愈，渐进性发展为慢性肾衰竭
体征	水肿、高血压、贫血征
实验室检查	尿化验异常（蛋白尿、血尿及管型尿），晚期可有肾功能减退、贫血、电解质紊乱等情况的出现

六、实验室与其他检查

1. 尿液检查　多为轻度尿异常，尿蛋白一般在 1~3g/d，尿沉渣可见颗粒管型和透明管型。

2. 肾功能检查　正常或轻度损伤，出现肾功能不全时，主要表现为肾小球滤过率下降，肌酐清除率降低。

七、诊断与鉴别诊断

1. 诊断

（1）尿化验异常（蛋白尿、血尿及管型尿）。

（2）水肿、高血压病史 1 年以上。

（3）晚期可有肾功能减退、贫血、电解质紊乱等情况的出现。

2. 鉴别诊断

鉴别要点 相关疾病	临床表现	实验室及其他检查
原发性高血压肾损害	1. 多见于中老年患者 2. 高血压病在先，继而出现蛋白尿 3. 常伴有高血压的心脑并发症	1. 镜下可见少量红细胞及管型 2. 肾小管功能损害（尿浓缩功能减退、夜尿增多）早于肾小球功能损害
慢性肾盂肾炎	1. 慢性肾盂肾炎多见于女性患者 2. 常有反复尿路感染的病史	1. 多次尿沉渣或尿细菌培养阳性 2. 肾功能损害以肾小管为主
Alport 综合征（遗传性肾炎）	1. 常起病于青少年（多在 10 岁以前） 2. 有肾（血尿、轻至中度蛋白尿及进行性肾功能损害） 3. 眼、耳 4. 阳性家族史（多为性连锁显性遗传）	1. 血尿、轻至中度蛋白尿及进行性肾功能损害 2. 眼（球形晶状体等） 3. 耳（神经性耳聋）异常
狼疮性肾炎	1. 水肿 2. 多见于女性 3. 常有发热、关节痛、皮疹	1. 蛋白尿 2. 抗核抗体阳性
紫癜性肾炎	皮肤紫癜、关节痛、腹痛	血尿、蛋白尿
糖尿病肾病	1. 长期糖尿病病史 2. 水肿	1. 血糖升高 2. 肾脏组织病理检查有助于鉴别

八、治疗

（一）限制食物中蛋白及磷的入量

（二）控制高血压

1. 治疗原则：力争把血压控制在理想水平。

$$\begin{cases} 蛋白尿 \geqslant 1g/d，血压控制在 125/75mmHg 以下 \\ 蛋白尿 < 1g/d，血压控制可放宽到 130/80mmHg 以下 \end{cases}$$

2. 选择具有延缓肾功能恶化，保护肾功能的降血压药物
（1）常用钙离子拮抗剂和 β 受体阻断剂。
（2）有钠水潴留容量依赖性高血压患者可选用噻嗪类利尿药。
（3）对肾素依赖性高血压应首选血管紧张素转换酶抑制剂，或用血管紧张素 II 受体拮抗剂。
（4）若高血压难以控制可以选用不同类型降压药联合应用。

（三）应用血小板解聚药

如双嘧达莫（300 ~ 400mg/d）或阿司匹林（40 ~ 80mg/d）。

（四）糖皮质激素和细胞毒药物

此类药物一般不主张应用，当患者尿蛋白较多，且无其他禁忌者可试用，如无效则应逐步撤去。

（五）避免对肾有害的因素

$$\left. \begin{array}{l} 劳累 \\ 感染 \\ 妊娠 \\ 应用肾毒性药物 \end{array} \right\} 可导致肾功能下降或进一步恶化，应尽量予以避免$$

巩固与练习

1. 下列各项**不属于**慢性肾小球肾炎的基本临床表现是（　　）

   A. 蛋白尿　　　　B. 血尿　　　　C. 水肿　　　　　D. 高血压

   E. 急性肾衰竭

2. 下列各项**不属于**慢性肾小球肾炎的诊断是（　　）

   A. 水肿及高血压病史一年以上　B. 常有发热、关节痛、皮疹

   C. 尿检异常　　　　　　　　　D. 蛋白尿小于 3g

   E. 肾功能减退

3. 患者，女性，35 岁，有水肿病史 5 年。现症：小便泡沫多，浮肿腰以下为主，有高血压病史 1 年。尿常规 pro（＋＋）最可能的诊断是（　　）

   A. 原发性高血压肾损害　　　　B. 紫癜性肾炎

   C. 慢性肾炎　　　　　　　　　D. 狼疮性肾炎

   E. 慢性肾盂肾炎

参考答案

1. E　2. B　3. C

第二章 肾病综合征

【考点重点点拨】

1. 病因及发病机制
2. 临床表现
3. 实验室及其他检查
4. 诊断与鉴别诊断
5. 治疗

肾病综合征是因多种肾脏病理损害所致的大量蛋白尿（尿蛋白 ≥ 3.5g/d），并常伴有相应的低蛋白血症（血浆白蛋白 < 30g/L）、水肿、高脂血症等一组临床表现。本病是一种常见病、多发病。肾病综合征不是疾病的最后诊断。因由多种病因引起，故其机制、临床表现、转归和防治各有特点，本章主要阐述原发于肾小球疾病所表现的肾病综合征。

一、病因病理

根据病因分为原发性和继发性肾病综合征，前者之诊断主要依靠排除继发性肾病综合征。糖尿病、系统性红斑狼疮、过敏性紫癜、淀粉样变、肿瘤、药物及感染等皆可引发后者。

据 WHO 的分类，本征的病理类型有：

1. 微小病变性肾病　包括光镜下有微小的肾小球异常或无变化者。电镜显示肾小球上皮细胞足突融合为其特点。

2. 局灶性和（或）节段性病变　仅有少量异常的肾小球（包括局灶节段性硬化和透明样变、局灶性肾小球丛硬化、局灶增殖性肾小球肾炎、局灶性坏死性肾小球肾炎）。光镜特征为局灶性损害，影响少数肾小球（局灶）和（或）肾小球的部分小叶（节段）。

3. 弥漫性肾小球肾炎

（1）系膜增生性肾小球肾炎：光镜见肾小球广泛受累的弥漫性系膜细胞及基质增生。

（2）增殖性毛细血管内肾小球肾炎：以内皮及系膜增殖，急性期可见中性粒细胞及单核细胞浸润、驼峰形成为特点。

（3）系膜毛细血管性肾小球肾炎（膜增殖性型和Ⅲ型）：Ⅰ型，基膜完整、增厚，但未受破坏，可呈双轨现象。Ⅲ型除与Ⅰ型有共同改变之外，有较突出的上皮下免疫复合物沉着，可见与膜性肾病一样的基膜尖钉状突起。

（4）致密沉积肾小球肾炎（膜增殖性Ⅱ型）：电镜显示基膜内大量、大块电子高密度物质沉着。

（5）膜性肾病：以肾小球基膜上皮细胞下弥漫的免疫复合物沉着为特点。

（6）新月样变（毛细血管外）肾小球肾炎：以肾小球内新月体形成为特点。

（7）硬化性肾小球肾炎：以肾小球硬化为特点。

4. 未分型的肾小球肾炎

二、临床表现

蛋白尿	主要成分为白蛋白，亦可有其他血浆蛋白成分，与尿蛋白的选择性有关。因每天蛋白定量（$1.73m^2$ 体表面积纠正）不能排除血浆蛋白浓度及尿量的影响，故可再做白蛋白清除率、尿蛋白/尿肌酐比值（比值 >3.5 常为肾病范围蛋白尿）、白蛋白清除率/肌酐清除率比值
血浆蛋白异常	低蛋白血症这是本征必备的特征，主要原因是自尿中丢失白蛋白，但两者又并不完全正相关，因为血浆白蛋白值是白蛋白合成与分解代谢平衡的结果
	其他血浆蛋白成分的变化，除血浆白蛋白浓度下降外，本征还有其他血浆蛋白成分的变化，如各种球蛋白、与凝血纤溶有关的蛋白质、转运蛋白等，其增减取决于丢失与合成间的平衡。这些成分的改变可导致抗感染功能低下、血栓易形成及一系列代谢紊乱等后果

续表

高脂血症和脂尿	血浆胆固醇、甘油三酯和磷脂均可明显增加，低密度脂蛋白（LDL）及极低密度脂蛋白（VLDL）浓度增高。高脂血症是本征常见动脉硬化性合并症的主要原因，并与血栓形成及进行性肾小球硬化有关。高脂引起肾小球硬化的机制与肾小球系膜细胞存有 LDL 受体，LDL 刺激系膜细胞增生等有关。本征之高脂血症可随蛋白尿消失、血浆白蛋白回升而恢复正常，故多呈一时性
钠、水潴留	本征的钠、水潴留主要在血管外，即组织间液增加。当其容量增长超过 5kg，即出现可察觉的凹陷性水肿，其程度常与低蛋白血症正相关，但此非产生水肿的唯一机制，也可能与循环渗透因子的出现有关。水肿患者血容量多正常，甚至增多。心钠素对肾小管作用的障碍，是本征钠潴留的主要原因。严重时引起胸、心包、纵隔、腹腔积液、颈部皮下水肿以致呼吸困难
其他	本征患者也可出现血尿、血压变化（大多为血压升高）

三、并发症

1. 感染　常见由肺炎球菌、溶血性链球菌等引起的腹膜炎、胸膜炎、皮下感染、呼吸道感染等起病多隐袭，临床表现不典型。也易见泌尿系感染，尿培养有重要意义。应用糖皮质激素常加重细菌感染（尤其是结核菌感染）；应用细胞毒类药物则加重病毒（麻疹病毒、疱疹病毒）的易感性。易致感染的机制与血 IgG 和补体成分（如 B 因子）明显下降、白细胞功能减弱、低转铁蛋白及低锌血症有关。此外，体腔及皮下积液均在利于感染。

2. 血栓、栓塞　血栓、栓塞是本征严重的、致死性的合并症之一。

3. 肾功能损伤

（1）急性肾功能损伤：当患者血容量严重下降时（特别是小儿），呈少尿，尿钠减少，伴四肢厥冷、静脉充盈不佳、体位性血压下降、脉压小、血液浓缩、血细胞比容上升等临床表现。这种急性肾前性少尿，易被血浆或血浆白蛋白滴注纠正。另有一种特发性急性肾损伤，多发生于起病后 1 个月左右，无低血容量的表现，无任何诱因，突发少尿、无尿，尿钠排出增多，肾功能急骤恶化，给予胶体液扩容不仅不能利尿，反致肺水肿，此时常需透析治疗，且多能自然缓解，但恢复缓慢，常需 7 周左右。肾穿刺病理类型为特微病变易发生急性肾功能损伤。

（2）肾小管功能损害：除原有肾小管功能损伤外，因大量重吸收尿蛋白可加重肾小管（近曲小管为主）功能损伤，临床常见本征伴有肾性糖尿和（或）氨基酸尿，严重者部分呈范可尼综合征。大多可随蛋白尿消减而好转，如出现近曲小管损害者糖皮质激素疗效差、预后不佳。

4. 其他　除蛋白质营养不良引起肌肉萎缩、儿童生长发育障碍外，本征尚有维生素 D 缺乏，钙磷代谢障碍，继发性甲状旁腺功能亢进，小细胞性贫血，锌缺乏所致乏力、伤口愈合缓慢及铜缺乏等营养不良的表现。

四、实验室及其他检查

1. 24 小时尿蛋白　定量 > 3.5g/24h。

2. 尿常规　有蛋白，可见红细胞。

3. 尿蛋白电泳　如具有高度选择性，即主要成分是白蛋白，大分子量血浆蛋白如 IgG、补体 C3 很少，IgG 的肾清除率/转铁蛋白的肾清除率 < 0.1 者，病理类型常为微小病变。

4. 肝肾功能及血脂　血浆白蛋白明显下降（< 30g/L），总胆固醇、甘油三酯、VLDL 和 LDL 常升高，HDL 也可升高。肾功能可正常或下降。

5. 纤溶系统　纤维蛋白原常升高，纤维蛋白溶解酶原和抗凝血酶Ⅲ可下降。

6. 免疫球蛋白和补体　血补体水平可正常或下降。免疫球蛋白下降。有时可检出循环免疫复合物。

7. 尿 FDP 和补体　可升高。

8. 经皮肾穿刺活检　可明确诊断、指导治疗或判断预后。

五、诊断与鉴别诊断

1. 诊断

（1）蛋白尿　尿蛋白每 24 小时持续 ≥ 3.5g。

（2）低蛋白血症　血浆总蛋白量 < 60g/L（低白蛋白血症时血浆白蛋白量 ≤ 30g/L）。

（3）高脂血症　血清总胆固醇值 ≥ 6.47mmo/L。

（4）浮肿。

注：①上述的蛋白尿、低蛋白血症（低白蛋白血症）是诊断本征的必备条件；②高脂血症、浮肿并非诊断本征的必备条件；③尿沉渣中检出多数的卵圆形脂肪体、双屈光性脂肪体是诊断本征的参考。

2. 鉴别诊断

	鉴别要点
原发性与继发性肾小球疾病	小儿应着重除外遗传性、感染性疾病及过敏性紫癜所致的继发性肾病综合征；中青年则应着重除外结缔组织病、感染、药物引起的继发性肾病综合征；老年应着重考虑代谢性疾病及肿瘤等引起的继发性肾病综合征
狼疮性肾炎	临床上伴多系统侵犯，检验有抗核抗体等多种自身抗体，肾组织光镜特点：病变有多样性及不典型性，有时可见白金耳样病变及苏木素小体。免疫病理检查 IgG、IgA、IgM、补体 C3 等呈阳性。电镜证实电子致密物不仅沉着于上皮下，也可见于系膜区，甚至内皮下
紫癜性肾炎	有过敏性紫癜表现，血清 IgA 检测有时增高，免疫病理检查 IgA 及补体 C3 为主的沉积物，故易于鉴别
糖尿病肾病	通常糖尿病病史超过 10 年才引起肾病综合征，眼底检查可见特殊改变
乙型病毒性肝炎病毒相关性肾炎	病毒血清学检查证实有病毒血症，肾组织免疫病理检查能发现乙型病毒性肝炎病毒抗原成分，特别是 HBeAg
恶性肿瘤	中、老年患者应除外恶性肿瘤引起的继发性肾病综合征。常见有淋巴瘤、乳腺癌、胸腺瘤、结肠癌、支气管小细胞肺癌、间质瘤及前列腺癌等
药物性膜性肾病	金制剂、汞、青霉胺、非类固醇类消炎药均可引起膜性肾病。应注意用药史，及时停药可能缓解病情

六、治疗

（一）一般治疗

卧床休息为主，但应保持适度床上及床旁活动，以防肢体血管血栓形成。患者常伴有肠道水肿及腹水，影响消化吸收，应进易消化、清淡、半流质饮食。水肿时进低盐饮食，每天摄取食盐 2~3g，适当控制饮水量，禁用腌制食品，尽量少用味精及食用碱。蛋白质的摄入应为

1g/（kg·d），再加每天尿内丢失的蛋白量，每摄入 1g 蛋白质必须同时摄入非蛋白热量 33kcal，应供给优质蛋白，如鱼、鸡蛋、瘦肉等。如有慢性肾功能损伤时，则应进低蛋白饮食［0.65g/（kg·d）］。近有报道患者进蔬菜、豆类饮食后不仅血脂下降，而且尿蛋白也明显减少，此与其中含有类黄酮有关。低脂摄入也是饮食治疗中的措施，富含可溶性纤维的食品（燕麦、米糠等）也有利于降脂。应提早治疗本征的并发症。

（二）抑制炎症与免疫反应

1. 糖皮质激素

（1）适应证

①微小病变性肾病综合征有较好疗效，小儿患者对糖皮质激素治疗反应好（有效率 >90%）而快（2 周左右），但成年患者则较慢（6 ~ 20 周），有效率在 80% 左右。

②局灶节段性肾小球硬化患者大多无治疗反应。青少年患者在无禁忌证时可用一疗程糖皮质激素或加细胞毒类药物，如无效则应改用对症治疗。但近年有人认为如糖皮质激素类药物的治疗 2 ~ 3 个月无效，则加大剂量、延长用药时间后可能取得疗效。

③膜性肾病因其慢性进展过程，又常自然缓解，病情进展、预后均不一，因此有关本病的糖皮质激素治疗尚有待大量对照研究。

④系膜毛细血管性肾炎对糖皮质激素无效，故不适用。

（2）常用制剂及用法：目前常用口服药为泼尼松及强的松龙，静脉药为甲基泼尼松龙。原则上初发病例病程在 6 个月以内，若病理变化属微小病变，尿蛋白选择性好，无合并症者，可采用中等剂量治疗；若病情较为复杂，但无应用激素的指征者，可试用大剂量冲击疗法，常选用甲基泼尼松龙 500 ~ 1000mg 静脉滴注，每天 1 次，每周连续 3 天后改为 40mg/d 维持，至第 2 周再冲击 3 天，如此连续 3 周，若有效且不良反应不大者可连续再用，若无效或患者不能耐受时，即改用其他方法；如有激素的指征者，则宜先用小剂量至病情或全身情况改善，再用中等剂量或大剂量冲击疗法，泼尼松 1mg/（kg·d），分 3 ~ 4 次或清晨顿服，维持 8 ~ 12 周。有效者（在用药 1 周左右出现利尿，2 周左右以蛋白明显减少甚至消失）逐渐减药，每 2 ~ 3 周减少原用药量的 5% ~ 10% 减至每天 10 ~ 15mg 时，可改为隔天顿服，继续减量至最小有效量，维持 6 ~ 12 个月。

（3）副作用：除激素的常见副作用（如类肾上腺皮质功能亢进综合征，诱发或加重感染、骨质疏松，诱发上消化道出血等）外，还可使入球小动脉阻力下降，从而增加肾小球球内高压状态，加速肾小球硬化。

2. **细胞毒类药物** "激素依赖型"或"激素无效型"的患者均适，协同激素治疗，一般不作为首选或单独的治疗药物，常用药物有环磷酰胺、苯丁酸氮芥，不良反应主要有骨髓抑制、肝脏损伤、脱发、化学性膀胱炎、精子缺乏等。

3. **环孢素 A** 适用于糖皮质激素无效及皮质激素依赖型肾病综合征患者。常用剂量为 4 ~ 6mg/（kg·d），停药后易复发，价格昂贵。

4. **激素** 主要用于Ⅳ型狼疮性肾炎，也可用于激素耐药和复发的肾病综合征患者。初始剂量 1.5g/d，分 3 次口服，维持 3 个月，维持剂量 1.0g/d，分 2 ~ 3 次口服，疗程 6 ~ 9 个月。

（三）对症治疗

1. **蛋白尿** 血管紧张素转换酶抑制剂及血管紧张素Ⅱ受体拮抗剂除可降低血压外，也可通过降低肾小球球内压力而减少尿蛋白，前者常用盐酸贝那普利（洛汀新）10mg/d，后者常用氯沙坦（科素亚）50mg/d。

2. **血栓** 高凝状态本征有较高的血栓合并症及高凝状态，可用抗血小板聚集药物及抗凝药。可用双嘧达莫（潘生丁）、阿司匹林治疗，或用尿激酶 4 万 ~ 6 万 U 加肝素 50mg 静脉滴注，每天 1 次，疗程为 1 个月。

3. **水肿**

（1）利尿药的作用机制：袢利尿剂与噻嗪类利尿药主要抑制钠、氯、钾离子在肾小管的重吸收。安体舒通抑制醛固酮。甘露醇、低分子右旋糖酐为渗透性利尿。人体白蛋白或血浆主要是提高胶体渗透压而利尿。

（2）常用制剂：呋塞米，口服 20 ~ 40mg，每天 1 ~ 3 次，或静脉应用 20 ~ 200mg，布美他尼 1 ~ 2mg，每天 1 ~ 3 次；氢氯噻嗪 25 ~ 50mg，每天 2 ~ 3 次；安体舒通 20 ~ 40mg，每天 2 ~ 3 次，分子右旋糖酐 250ml 静脉滴注，人体白蛋白 10g 静脉滴注。

（四）其他

1. 免疫增强剂

刺激 T 细胞功能，加强免疫调节。常用制剂：左旋咪唑，常用剂量为 2.5mg/kg，每周用 2 次至每天 1 次，用药 1 ~ 18 个月。黄芪注射液在增强免疫功能的同时具有利尿作用。

2. 免疫球蛋白

其机制可能是与肾小球内的免疫复合物结合，而改变其晶体状态，从而促进其溶解，或封闭巨噬细胞和 B 细胞的 Fc 受体，从而抑制 B 细胞合成抗体等有关。常用 IgG 0.4g/（kg·d）静脉注射，5 天为一疗程，1 个月后可重复。

巩固与练习

1. **不是**肾病综合征常见病理类型（　　　）
   A. 微小病变性肾病
   B. 局灶性和（或）节段性病变
   C. 膜性肾病
   D. 淀粉样变

2. 肾病综合征诊断的必备条件是（　　　）
   A. 尿蛋白每 24 小时持续 ≥3.5g，低白蛋白血症时血浆白蛋白量 ≤30g/L
   B. 血清总胆固醇值 ≥6.47mmol/L，浮肿
   C. 尿蛋白每 24 小时持续 ≥3.5g，浮肿
   D. 低白蛋白血症时血浆白蛋白量 ≤30g/L，高血压
   E. 血清总胆固醇值 ≥6.47mmol/L，高血压

3. 下列各项，对于鉴别肾性水肿与肝硬化水肿**无意义**的是（　　　）
   A. 有无腹壁青筋暴露　　　　　B. 有无目睛黄染

C. 水肿与腹水出现的先后 　　 D. 有无胁下癥积坚硬

E. 有无头面浮肿

4. 轻度水肿病人每日适宜的食盐摄入量是 (　　)

A. 1～2 克 　　　　　　　　　B. 3～4 克

C. 5～6 克 　　　　　　　　　D. 7～8 克

E. 9～10 克

5. 肾病综合征严重的、致死性的合并症是 (　　)

A. 水肿 　　　　　　　　　　　B. 肾功能损伤

C. 血栓、栓塞血栓 　　　　　　D. 感染

E. 高血压

参考答案

1. E 　2. A 　3. E 　4. B 　5. C

第三章　尿路感染

【考点重点点拨】

1. 病因及发病机制
2. 临床表现
3. 实验室及其他检查
4. 诊断与鉴别诊断
5. 治疗

一、概述

1. 定义：细菌感染引起的尿路炎症。

2. 分类：分为上尿路感染（肾盂肾炎、输尿管炎）和下尿路感染（膀胱炎、尿道炎）。

3. 病原体：细菌是尿路感染中最多见的病原体，其他如病毒、支原体、霉菌及寄生虫等也可以引起尿路感染。

4. 发病人群，女多于男，女性病例约为男性的 10 倍，尤其以育龄期妇女最为常见。

二、病因

1. 致病菌

（1）任何致病菌侵入尿路都可引起尿路感染。

（2）其中由革兰阴性菌属引起的泌尿系感染约占 75%，阳性菌属约占 25%。

（3）革兰阴性菌属中以大肠杆菌最为常见，约占 80%。

（4）革兰阳性菌属中以葡萄球菌最为常见。

（5）尿路感染可由一种也可由多种细菌引起，偶可由真菌、病毒引起。

2. 易感因素

> 尿路梗阻
> 尿路损伤
> 尿路畸形
> 女性尿路解剖生理特点
> 机体抵抗力下降
> 遗传等因素

三、发病机制

1. 感染途径

（1）上行感染：为尿路感染的主要途径。绝大多数尿路感染由粪源性病原体上行经尿道、膀胱、输尿管、肾盂而到达肾脏髓质，累及单侧或双侧而发病。

（2）血行感染：体内局部感染灶的细菌入血，通过血液循环到达肾脏而引发感染，但并不多见。

（3）淋巴道感染：右肾淋巴管与腹部、盆腔、升结肠的淋巴有沟通，这些部位有感染时，细菌可从淋巴道感染肾脏，此种情况极为罕见。

（4）直接感染：细菌从邻近器官的病灶直接入侵肾脏导致的感染，此情况亦极少见。

2. 细菌进入膀胱后并非都引起尿路感染，这是因为人体对细菌入侵尿路有一定的自卫能力。

（1）当尿路通畅时，尿液可将绝大部分细菌冲走。

（2）男性在排尿终末时排泄于后尿道的前列腺液对细菌有杀灭作用。

（3）尿路黏膜可通过其分泌有机酸和 IgG、IgA 及巨噬细胞的作用，起到杀菌效果。

（4）尿液 pH 值低，含有高浓度尿素及有机酸，尿液过于低张或高张，都不利于细菌生长，细菌进入膀胱后，是否发病，还与其致病力有关。

四、病理

1. 急性病变可为单侧或双侧，肾盂、肾盏黏膜充血水肿，表面有脓性分泌物，黏膜下可散在细小的炎症病灶。

2. 严重者炎症可融合呈小脓疡。

3. 镜下可见病灶内有肾小管上皮细胞肿胀、坏死、脱落，间质内有白细胞浸润和小脓肿形成。

4. 肾小球一般形态正常。

5. 下尿路感染没有发生解剖形态的变化，只有下尿路黏膜浅表的炎症、充血，可在短期内随菌尿的消失而消退。

五、临床表现

	症状	体征
急性肾盂肾炎	起病急骤、高热、寒战、恶心、呕吐，患者多有尿频、尿急、尿痛、排尿困难等膀胱刺激症状，腰酸痛或钝痛	体温多在 38℃ 以上，肾区叩击痛
膀胱炎	占尿路感染的 60%，多见于青年妇女，尿频、尿急、尿痛，尿混浊（脓尿），病人可有腰痛，但症状轻微	可有发热，体温多在 38℃ 以下
尿道炎	患者自觉尿频、尿急、尿痛，可见脓尿，个别有血尿	尿道外口红肿，尿道分泌物

六、实验室与其他检查

1. 尿常规检查：尿白细胞显著增加（>5 个/高倍视野）。

2. 尿细菌培养：清洁中段尿培养，菌落计数 $>10^5/ml$。

3. 尿涂片镜检细菌：观察 10 个视野，平均有 1 个以上细菌者为阳性，此时尿中含菌量常 $>10^5/ml$。

4. 亚硝酸盐试验：此法诊断尿路感染的敏感性为 70.4%，特异性为 99.5%。可作为尿路感染的筛选试验。

5. 12 小时尿 Addis 计数：正常人 12 小时尿白细胞和上皮细胞计数

不超过 100 万，红细胞不超过 50 万。

6. 血常规检查：急性肾盂肾炎患者，血中白细胞可出现轻中度增加，中性粒细胞增加或有核左移。

七、诊断与鉴别诊断

（一）诊断

1. 临床症状和体征常不能诊断，需依靠实验室检查。

2. 泌尿系感染诊断标准

（1）正规清洁中段尿（要求尿停留在膀胱中 4~6 小时以上）细菌定量培养，菌落 $\geq 10^5/ml$。

（2）参考清洁离心中段尿沉渣白细胞数 >10 个/高倍视野，或有泌尿系感染症状者。

具备上述（1）（2）可确诊。如无（2）则应再作尿菌计数复查，如仍 $\geq 10^5/ml$，且两次的细菌相同者，可以确诊。

（二）鉴别诊断

鉴别要点 相关疾病	临床表现	实验室及其他检查
肾结核	肾结核多并发生殖道结核或有其他器官结核病史，血尿多与尿路刺激征同时发生	尿结核菌阳性或结核菌素试验和静脉肾盂造影等有助于诊断
慢性肾盂肾炎	泌尿系感染史在一年以上，经抗生素治疗效果不佳，多次尿细菌定量培养均阳性或频繁复发者，多为慢性肾盂肾炎	X 线造影证实有肾盂肾盏变形，肾影不规则甚至缩小者为慢性肾盂肾炎
尿道综合征 （尿频、排尿困难综合征）	尿道综合征患者有明显的排尿困难、尿频，但无发热、白细胞增高等全身症状	多次尿细菌培养菌落数 < $10^5/ml$

八、治疗

1. 一般治疗：患病后，宜休息 3~5 天，多饮水，勤排尿。

2. 碱化尿液：可减轻膀胱刺激征，同时增强某些抗菌药物的疗效。

可用碳酸氢钠 1.0g，每日 3 次，口服。

3. 抗菌治疗：尿路感染时，应选用肾毒性小且在肾脏及尿中浓度高的抗菌药物。一般首选对革兰阴性杆菌有效的抗菌药物，但应兼顾革兰阳性菌感染。

病情	抗生素选择
初发者	复方磺胺甲噁唑（SMZ - TMP）2 片，每日 2 次 氟哌酸（诺氟沙星）200mg，每日 3 次 氧氟沙星 0.2g，每日 2 次 或左氧氟沙星 0.2g，每日 2 次。7~14 天为一疗程
全身及泌尿道症状较重者	可根据尿培养和药敏试验采用静脉给药
有全身感染中毒症状，甚至出现低血压、呼吸性碱中毒，疑为革兰阴性杆菌败血症者，多为急性重症肾盂肾炎	应联合使用两种或两种以上抗生素静脉滴注治疗

巩固与练习

1. 下列各项**不属于**急性肾盂肾炎的基本临床表现是（　　　）

　A. 高热，寒战

　B. 尿频、尿急、尿痛、排尿困难等膀胱刺激症状

　C. 腰酸痛或钝痛

　D. 高血压

　E. 肾区叩击痛

2. 下列各项**不属于**肾盂肾炎的治疗方案的是（　　　）

　A. 碱化尿液

　B. 合理控制血压

　C. 多饮水，勤排尿

　D. 根据尿培养和药敏试验采用静脉给药

3. 患者，女性，55 岁，有尿频、尿急、尿痛症状反复发作 10 年，时有反复，反复应用多种抗生素治疗。现小便灼热感，双下肢浮肿，乏力、腰痛无发热。尿常规 BLD（＋＋）。此病首先的处理是（　　　）

　A. 查尿培养和药敏试验

B. 氧氟沙星 0.2g，每日 2 次

C. 联合使用两种或两种以上抗生素静脉滴注治疗

D. 休息

E. 查肾功能

1. D　2. B　3. A

第四章　急性肾损伤

【考点重点点拨】

1. 病因及发病机制
2. 临床表现
3. 实验室及其他检查
4. 诊断与鉴别诊断
5. 治疗

急性肾损伤（ARF）是指肾小球滤过率突然或持续下降，引起氮质废物体内潴留，水、电解质和酸碱平衡紊乱，所导致各系统并发症的临床综合征；是继发于休克、创伤、严重感染、溶血和中毒等病因的急性肾实质损害的总称。

肾功能迅速（数天至数周）持续减退（氮质血症）时出现的临床情况，少尿可有可无。

急性肾损伤的主要病理改变是肾小管坏死，临床上出现少尿或尿闭，并伴有严重的水、电解质和体内代谢紊乱及尿毒症。肾功能下降可发生在原来无肾脏病的患者，也可发生在原以稳定的慢性肾脏病患者，突然肾功能急剧恶化。

一、病因病理

急性肾衰（ARF）可分为肾前性、肾后性和肾性。

	病因	病理
肾前性	包括血容量减少（如各种原因的液体丢失和出血）、有效动脉血容量减少、低心排血量、肾内血流动力学改变（包括肾脏血管收缩、扩张失衡）和肾动脉机械性阻塞等	少尿（尿量＜500ml/d）的原因是GFR下降和钠、水重吸收增加，是一种对循环血容量不足的正常反应

续表

	病因	病理
肾后性	主要是急性尿路梗阻	膀胱流出道梗阻可能是成年人尿排出突然中断（常是完全性的）的最常见原因，其病因包括良性前列腺增生、前列腺或子宫颈癌和后腹膜疾病
肾性	肾缺血或肾毒性物质损伤肾小管上皮细胞（如急性肾小管坏死，ATN），也包括肾小球疾病、肾血管病和间质病变所伴有的肾功能急剧下降	滤过减少的发生机制包括肾血流明显减少、肾小球通透性下降、肾细胞及间质肿胀导致肾小管梗阻或细胞碎片导致肾小管堵塞，以及肾小球滤液扩散穿过受损的肾小管上皮

二、临床表现

起始期	此期患者尚未发生明显的肾实质损伤，可能处于急性肾损伤高危阶段或损伤阶段。起始期的长短依病因和程度的不同而不同，通常为数小时到数天，此时肾病常为可逆性，但随着肾小管上皮发生明显损伤，GFR 突然下降，可出现容量过多，并出现电解质和酸碱平衡紊乱的症状和体征，则进入持续期
持续期	此期已处于损伤阶段或衰竭阶段，一般为 1~2 周，也可更长时间。肾小球滤过率保持在低水平。许多患者可出现少尿（<400ml/d），部分甚至无尿（<100ml/d）。但也有些患者可没有少尿，尿量在 400ml/d 以上，称为非少尿型急性肾损伤，随着肾功能减退，临床上均可出现一系列尿毒症的临床表现
恢复期	肾小管细胞再生、修复，肾小管完整性恢复。GFR 逐渐回复正常或接近正常，此期尿量呈进行性增加，少尿或无尿患者尿量进入 500ml/d 即进入恢复期。部分患者出现多尿，每日尿量超过 2500ml/d，通常持续 1~3 周，继而再恢复正常

三、并发症

（一）消化系统

食欲减退、恶心、呕吐、腹胀、腹泻等，严重者可发生消化道出血。

(二) 呼吸系统

除感染的并发症外，因容量负荷过多，可出现呼吸困难、咳嗽、憋气、胸痛等症状。

(三) 心血管系统

包括高血压、心律失常、低血压、心肌病变、充血性心力衰竭的表现等。急性左心衰竭是持续期 ATN 患者常见的死亡原因。

(四) 神经系统

可出现意识障碍、躁动、谵妄、抽搐、昏迷等尿毒症脑病症状。

(五) 血液系统

可表现为轻中度贫血，并可有出血倾向。

(六) 水、电解质和酸碱平衡紊乱

可表现为：

1. 代谢性酸中毒　主要是因为非挥发性酸代谢产物排泄减少，肾小管泌酸产氨和保存碳酸氢钠的能力下降所致。

2. 高钾血症　除肾排泄钾减少外，酸中毒、组织分解过快也是主要原因；另外，输入陈旧血等医源性因素均可加重高钾血症。高钾血症可出现恶心、呕吐、四肢麻木等感觉异常及心率减慢，严重者可出现神经系统表现，如血钾浓度在 6mmol/L 以上时，心电图可显示高尖 T 波，随血钾进一步升高可出现严重的心律失常，直至心室颤动。

3. 水钠平衡紊乱　持续期 ATN 患者由于 GFR 下降及易出现体内水钠潴留，如水过多、大量应用利尿剂则可引起低钠血症。此外还可有低钙、高磷血症。

(七) 感染

感染是 ARF 常见的并发症，常见的感染部位包括肺部、尿路、腹腔及手术部位。

四、实验室及其他检查

1. 血液检查　有轻、中度贫血。血肌酐和尿素氮进行性上升，如合并高分解代谢及横纹肌溶解引起者上升速度较快，可出现高钾血症

（大于 5.5mmol/L）。血 pH 值常低于 7.35，HCO_3^- 水平多呈轻中度降低。血钠浓度正常或偏低，可有血钙降低、血磷升高。

2. 尿液检查

（1）尿量变化：少尿或无尿常提示 ATN。

（2）尿常规检查：外观多浑浊、尿色深。尿蛋白多为 - ~ + ，常以中、小分子蛋白为主。尿沉渣可见肾小管上皮细胞、上皮细胞管型和颗粒管型，并可见少许红白细胞等，尿比重常在 1.015 以下。

（3）尿渗透压低于 350mOsm/kg，尿与血渗透浓度之比低于 1.1。由于肾小管对钠重吸收减少，尿钠增高，多在 20 ~ 60mmol/L；尿肌酐与血肌酐之比降低，常低于 20；尿尿素氮与血尿素氮之比降低，常低于 3；肾损伤指数常大于 1；钠排泄分数常大于 1。

3. 影像学检查 以 B 型超声检查最为常用，急性肾损伤时肾体积常增大、肾皮质可增厚，而慢性肾损伤时肾体积常缩小、肾皮质变薄。此外超声检查还有助于鉴别是否存在肾后性梗阻，上尿道梗阻时可见双侧输尿管上段扩张或双侧肾盂积水，下尿路梗阻时可见膀胱尿潴留。腹部 X 线平片、静脉或逆行肾盂造影、CT 或磁共振成像等通常有助于寻找可疑尿路梗阻的确切原因。

4. 肾活检 是重要的诊断手段，对临床表现典型的 ATN 患者一般无需做肾活检。对于临床表现符合 ATN，但少尿期超过 2 周或病因不明，且肾功能 3 ~ 6 周仍不能恢复者，临床考虑存在其他导致急性肾损伤的严重肾实质疾病，均应尽早进行肾活检，以便早期明确病因诊断。

五、诊断与鉴别诊断

（一）诊断

ARF 的诊断依据为：GFR 在短时间内（数小时至数日）下降 50% 以上或血肌酐上升超过 50% 即可诊断。如果尿量 < 400ml/d，则为少尿型 ARF；如果无少尿，则为非少尿型 ARF。根据原发病因，GFR 进行性下降，结合相应临床表现和实验室检查，ARF 的诊断一般不难做出。

（二）鉴别诊断

首先应排除慢性肾功能不全基础上的急性肾损伤，其次应除外肾前性和肾后性；确定为肾实质性后，尚应鉴别是肾小管、肾小球、肾血管或肾间质病变引起的急性肾损伤。

1. 与肾前性氮质血症鉴别　补液试验发病前有容量不足、体液丢失等病史，体检发现皮肤和黏膜干燥、低血压、颈静脉充盈不明显者，应首先考虑肾前性少尿。

2. 与肾后性尿路梗阻鉴别　有导致尿路梗阻的原发病如结石、肿瘤、前列腺肥大病史；突然发生尿量减少或与无尿交替；患者自觉肾绞痛，胁腹或下腹部疼痛；肾区有叩击痛；如膀胱出口处梗阻，则膀胱区因积尿而膨胀，叩诊呈浊音；尿常规无明显改变。超声显像和 X 线检查可帮助确诊。

3. 肾小球或肾微血管疾病鉴别　重症急性肾小球肾炎，急进性肾炎，继发性肾病如狼疮性肾炎、紫癜性肾炎等和肾病综合征大量蛋白尿期亦可引起特发性急性肾损伤。另外有部分是由小血管炎，溶血尿毒症综合征及恶性高血压所致。根据病史、实验室检查和肾活检可帮助鉴别。

4. 与急性间质性肾炎鉴别　根据近期用药史，出现发热、皮疹、淋巴结肿大及关节酸痛、血嗜酸性粒细胞增多等临床表现，尿化验异常并有肾小管及肾小球功能损伤等作鉴别。肾活检有助于确诊。

5. 与肾血管阻塞鉴别　双侧肾或孤立肾，肾动脉栓塞或静脉血栓形成均可引起急性肾损伤，临床上较罕见，可表现为严重腰痛、血尿和无尿等。血管造影能明确诊断。

六、治疗

1. 积极控制原发病因、去除加重急性肾损伤的可逆因素　急性肾损伤首先要纠正可逆的病因。对于各种严重外伤、心力衰竭、急性失血等都应进行相应的治疗，包括扩容，纠正血容量不足、休克和控制感染等。停用影响肾灌注或肾毒性药物。注意调整药物剂量，如有可能检测血清药物浓度。

2. 维持机体的水、电解质和酸碱平衡

（1）维持体液平衡在少尿期，患者容易出现水负荷过多，极易导致肺水肿。严重者还可出现脑水肿。应密切观察患者的体重、血压和心肺症状与体征变化，严格计算患者 24 小时液体出入量。补液时遵循"量入为出"的原则。每日补液量 = 显性失液量 + 不显性失液量 - 内生水量。如出现急性心力衰竭则最有效的治疗措施是尽早进行透析治疗。

（2）纠正高钾血症当血钾超过 6.0mmol/L，应密切检测心率和心电图，并紧急处理：10% 葡萄糖酸钙缓慢静注；11.2% 乳酸钠静脉注射，伴代谢性酸中毒者可给 5% 的碳酸氢钠静脉滴注；25% 葡萄糖 200ml 加普通胰岛素静脉滴注；应用口服降钾树脂类药物或呋塞米等排钾利尿剂促进尿钾排泄。如以上措施无效，尽早进行透析治疗。

（3）纠正代谢性酸中毒：如 HCO_3^- 低于 15mmol/L，可根据情况选用 5% 碳酸氢钠静脉点滴，对于严重酸中毒患者，应立即开始透析治疗。

（4）纠正其他电解质紊乱：如果体重增加，钠应限制，若钠正常，水不应限制。如出现定向力障碍、抽搐、昏迷等水中毒症状，可给予高渗盐水滴注或透析治疗。对于无症状性低钙血症，不需要处理。纠正酸中毒后，常因血中游离钙浓度降低，导致手足抽搐，可给予 10% 葡萄糖酸钙稀释后静脉注射。

3. 控制感染　一旦出现感染迹象，应积极使用有效抗生素治疗，可根据细菌培养和药物敏感试验选用对肾无毒性或毒性低的药物，并按 eGFR 调整剂量。

4. 血液净化治疗　血液净化在急性肾损伤的救治中起到关键的作用，常用模式有血液透析、血液滤过和腹膜透析三大基本类型。对纠正氮质血症、心力衰竭、严重酸中毒及脑病等症状均有较好的效果，近年来连续性肾脏替代疗法（CRRT）的应用，使其死亡率大大下降。

5. 恢复期治疗　多尿开始时由于肾小球滤过率尚未完全恢复，仍应注意维持水、电解质和酸碱平衡，控制氮质血症，治疗原发病和防止各种并发症。大量利尿后要防止脱水及电解质的丢失，要及时补充。根据肾功能恢复情况逐渐减少透析次数直至停止透析。

巩固与练习

1. **不是**急性肾损伤的病因（　　　）

　A. 膀胱流出道梗阻　　　　　　B. 循环血容量不足

　C. 急性肾小管坏死　　　　　　D. 肾血管病

　E. 反复泌尿系感染

2. 赵某，男，76 岁。三日前因饮食不节出现严重腹泻伴厌食、恶心、呕吐，近 3 日进食量少，昨日尿少，此病最可能的是（　　　）

　A. 急性肾小球肾炎　　　　　　B. 慢性肾小球肾炎

　C. 肾病综合征　　　　　　　　D. 急性肾衰竭

　E. 泌尿系感染

3. 急性肾损伤与急性肾小球肾炎的鉴别要点是（　　　）

　A. 是否伴血栓、栓塞

　B. 是否伴感染

　C. 是否 GFR 在短时间内下降（50% 以上）

　D. 是否伴高血压

　E. 呈进行性少尿、无尿

4. 下列各项**不是**急性肾损伤的治疗（　　　）

　A. 积极控制原发病因

　B. 纠正心衰

　C. 维持机体的水、电解质和酸碱平衡

　D. 控制感染

　E. 血液净化治疗

5. 急性肾损伤依据病因可分为（　　　）

　A. 少尿或尿闭

　B. 休克、创伤、严重感染，溶血

　C. 水、电解质和酸碱平衡紊乱

　D. 肾前性、肾后性和肾性

E. 肾小管、肾小球、肾血管或肾间质病变

1. E 2. D 3. C 4. B 5. D

第五章　慢性肾衰竭

【考点重点点拨】

1. 病因及发病机制
2. 临床表现
3. 实验室及其他检查
4. 诊断与鉴别诊断
5. 治疗

一、概述

1. 定义：在各种原发或继发性慢性肾脏病的基础上→缓慢地出现肾功能减退而致衰竭。

2. 表现：代谢产物和毒素潴留，水、电解质和酸碱平衡紊乱以及某些内分泌功能异常。

二、病因

任何泌尿系统疾病能破坏肾的正常结构和功能者，均可引起肾衰。

1. 原发性肾病中，慢性肾小球肾炎最为常见，其次为肾小管间质性肾炎。

2. 继发性肾病如糖尿病、高血压、系统性红斑狼疮、过敏性紫癜、痛风以及多种药物性肾损害等。

国外常见的病因依次序是：糖尿病肾病、高血压肾病、肾小球肾炎、多囊肾等；我国的次序则为：肾小球肾炎、糖尿病肾病、高血压肾病、多囊肾、狼疮性肾炎等。

三、发病机制

1. 慢性肾衰竭进行性恶化的机制尚未完全清楚

肾单位毁损至一定数量，剩余健存肾单位的代谢废物排泄负荷增加⇨代偿性地发生肾小球毛细血管的高压力、高灌注、高滤过（肾小球内"三高"）⇨血管紧张素Ⅱ在慢性肾衰进行性恶化中起重要作用→蛋白尿是肾衰进行性恶化的一个重要因素。

2. 尿毒症各种症状的发生机制

（1）与水、电解质、酸碱平衡失调有关。

（2）与尿毒症毒素有关。

（3）与肾的内分泌功能障碍有关。如肾衰时不能产生红细胞生成素（EPO）、骨化三醇等，也可产生某些尿毒症症状。

四、临床表现

症状	常见症状可见腰部酸痛、倦怠、乏力、夜尿增多、少尿或无尿等
体征	高血压很常见，可为原有高血压的持续或恶化，也可在肾衰竭过程中发生，有些患者血压较高，且常规降压药效果欠佳
	患者可因水液代谢失调出现水肿，甚则可见胸腹水
	本病患者当血清肌酐超过300μmol/L以上，常出现贫血表现，如面睑苍白，爪甲色白
	常有水、钠潴留，高钾血症，代谢性酸中毒，高磷血症，低钙血症等
各系统并发症	心血管系统：患者可并发尿毒症性心肌炎、心肌病，也可因水液代谢失调出现心力衰竭
	血液系统：可出现肾性贫血，即由于各种因素造成肾脏红细胞生成素产生不足，或尿毒症血浆中一些毒性物质干扰红细胞的生成和代谢而导致的贫血
	神经肌肉系统：出现疲乏、失眠、抑郁或兴奋、精神异常等症状。周围神经病变者表现为肢体麻木、疼痛、不宁腿综合征等
	胃肠道：食欲不振、恶心、呕吐是常见症状
	皮肤症状：皮肤瘙痒是常见症状，可能与继发性甲旁亢有关
	肾性骨营养不良症（简称肾性骨病）：包括纤维囊性骨炎、肾性骨软化症、骨质疏松症和肾性骨硬化症

各系统并发症	内分泌失调：骨化三醇降低，红细胞生成素降低，胰岛素、胰升糖素、甲状旁腺激素等肾衰时作用延长。性功能障碍
	感染：尿毒症患者易于并发严重感染。这与机体免疫功能低下、白细胞功能异常有关。免疫功能下降可能与尿毒症毒素、酸中毒、营养不良有关。以肺部感染最为常见。透析患者可发生动静脉瘘或腹膜入口感染、肝炎病毒感染
	代谢失调及其他：如体温过低、碳水化合物代谢异常、高尿酸血症、脂代谢异常等

五、实验室与其他检查

（一）肾功能检查

血尿素氮（BUN）、血肌酐（Scr）上升，$Scr > 133\mu mol/L$，内生肌酐清除率（Ccr）$< 80ml/min$，二氧化碳结合力下降，血尿酸升高。

（二）尿常规检查

可出现蛋白尿、血尿、管型尿或低比重尿。

（三）血常规检查

常出现不同程度的贫血。

（四）电解质检查

常表现为高钾、高磷、低钙等。

（五）B超检查

多数可见双肾明显缩小，结构模糊。

六、诊断与鉴别诊断

（一）诊断

慢性肾衰竭的诊断是 $Ccr < 80ml/min$，$Scr > 133\mu mol/L$，有慢性原发或继发性肾脏疾病病史。慢性肾衰竭的肾功能损害程度，可分为以下几期。

（1）肾贮备功能下降期：肾小球滤过率（GFR）减少至正常的 50% ~ 80%，血肌酐正常，患者无症状。

（2）氮质血症期：GFR 减少至正常的 25% ~ 50%，出现氮质血症，血肌酐高于正常，但小于 450μmol/L，可有轻度贫血、多尿和夜尿。

（3）肾衰竭期：GFR 减少至正常的 10% ~ 25%，血肌酐显著升高（为 450 ~ 707μmol/L），贫血较明显，夜尿增多，水电解质失调，并可有轻度胃肠道、心血管和中枢神经系统症状。

（4）尿毒症期：GFR 减少至正常的 10% 以下，血肌酐高于 707μmol/L，肾衰的临床表现和血生化异常已十分显著。

2. 鉴别诊断

鉴别要点	急性肾衰竭	慢性肾衰竭
原发病因	肾前性、肾性、肾后性	—
临床症状	—	贫血、尿量增多、夜尿增多，常是慢性肾衰竭
X 线腹部平片或 B 超检查	肾脏大小常正常或稍增大	双肾缩小，或形态中皮髓分界不清

七、治疗

（一）治疗基础疾病和使慢性肾衰竭恶化的因素

如及时控制感染、积极控制血压、纠正电解质紊乱、治疗心力衰竭、停用肾毒性药物等。

（二）延缓慢性肾衰竭的发展

1. 饮食治疗

（1）限制蛋白饮食。

（2）高热量饮食。

（3）低磷饮食。

此外，有水肿、高血压和少尿者要限制食盐，有尿少、水肿、心力衰竭者应严格控制进水量，尿量每日少于 1000ml 者要限制钾的摄入外，其他一般不需特别限制。

2. 必需氨基酸（EAA）的应用　EAA 的适应证是肾衰竭晚期患者，一般用量为每日 0.1~0.2g/kg，分 3 次服用。

3. 控制全身性高血压和（或）肾小球内高压力　首选血管紧张素 Ⅱ 抑制药，包括血管紧张素转换酶抑制剂（ACEI）和血管紧张素 Ⅱ 受体拮抗剂（ARB）。

（三）并发症的治疗

1. 纠正水、电解质紊乱。

2. 代谢性酸中毒的治疗　轻度酸中毒时可口服碳酸氢钠，若严重酸中毒，尤其伴深大呼吸或昏迷时，应静脉补碱。

3. 肾性贫血的治疗

（1）红细胞生成素（EPO）：当 Hb <60g/L，红细胞比积（HCT）<30% 时，就应使用。

（2）补充铁剂和叶酸，如硫酸亚铁口服，右旋糖酐铁静注，注意观察铁代谢情况。

（3）输血或红细胞：在严重贫血时，可小量输血。

（四）替代治疗

1. 透析疗法　透析疗法可替代肾的排泄功能，但不能代替内分泌和代谢功能。血液透析和腹膜透析的疗效相近，但各有其优缺点，在临床应用上可互为补充。当血肌酐高于 707μmol/L，便应做透析治疗。

2. 肾移植　成功的肾移植会恢复正常的肾功能（包括内分泌和代谢功能），可使患者几乎完全康复。

巩固与练习

1. 我国慢性肾功能不全首发病因是（　　　）

　　A. 糖尿病肾病　　　　　　　B. 高血压肾病

　　C. 多囊肾　　　　　　　　　D. 肾小球肾炎

　　E. 狼疮性肾炎

2. 患者，男性，47 岁，有慢性肾炎病史 12 年，高血压 5 年。刻下症：小便短少，色清，甚则尿闭，神疲乏力，浮肿腰以下为主，纳差，腹胀，泛恶呕吐。此病明确诊断**不需要**做的检查是（　　　）

A. 尿常规检查　　　　　B. B超检查

C. 尿培养和药敏试验　　D. 血常规检查

E. 肾功能检查

 参考答案

1. D　2. C

第五篇
血液系统疾病

第一章 缺铁性贫血

【考点重点点拨】

1. 病因及发病机制
2. 临床表现
3. 实验室及其他检查
4. 诊断及鉴别诊断
5. 治疗

一、病因及发病机制

（一）病因

1. 需铁量增加而铁摄入不足　多见于婴幼儿、青少年和妊娠哺乳期妇女。

2. 铁吸收不良　常见于胃大部切除术后、长期不明原因腹泻、慢性肠炎、Crohn 病等。

3. 铁丢失过多　慢性胃肠道失血、月经过多、咳血和肺泡出血等。

（二）发病机制

1. 对铁代谢的影响

（1）铁蛋白、含铁血黄素降低。

（2）血清铁、转铁蛋白饱和度降低。

（3）总铁结合力、未结合铁的转铁蛋白升高、组织缺铁、红细胞内缺铁。

（4）可有血清可溶性转铁蛋白受体。

2. 对造血系统的影响

（1）红细胞缺铁，血红素合成障碍，以游离原卟啉形式积累在红细胞内或与锌原子形成锌原卟啉。

（2）血红蛋白生成减少，红细胞胞浆少、体积小，发生小细胞低色素贫血。

（3）严重时影响粒细胞、血小板的形成。

3. 对组织代谢的影响　组织缺铁⇨细胞中含铁酶和铁依赖酶活性降低⇨精神、行为、体力、免疫功能异常及影响生长发育和智力。

二、临床表现

缺铁原发病的表现	贫血表现	组织缺铁表现
1. 消化道溃疡、肿瘤或痔疮导致的黑便、血便或腹部不适 2. 肠道寄生虫导致的腹痛或大便性状改变 3. 月经过多 4. 肿瘤性疾病的消瘦 5. 血管内溶血的血红蛋白尿	乏力易倦、头晕、头痛、眼花、耳鸣、心悸、气短、纳差伴苍白，心率增快	1. 精神行为异常，如烦躁、注意力不集中、异食癖；体力、耐力下降 2. 易感染 3. 儿童生长发育迟缓、智力低下 4. 舌炎、吞咽困难 5. 毛发干枯、皮肤干燥、指甲缺乏光泽、脆薄易裂等

三、实验室及其他检查

检查项目	检查结果表现
血常规	1. 呈小细胞低色素贫血 MCV < 80fl，MCH < 27pg，MCHC < 32%。 2. 红细胞体积小，中心淡染区扩大 3. 网织红细胞计数多正常或轻度增高 4. 白细胞和血小板计数可正常或减低
骨髓象	1. 骨髓增生活跃或明显活跃；以红系增生为主，中幼红及晚幼红细胞比例增高，幼红细胞核染色质密，胞质较少，血红蛋白形成不良，边缘不整齐；粒系、巨核系无明显异常 2. 骨髓铁染色示：骨髓小粒中铁染色消失
铁代谢	血清铁 < 8.95μmol/L，总铁结合力升高，大于 64.44μmol/L；转铁蛋白饱和度降低，< 15%，血清铁蛋白受体（sTfR）浓度 > 8mg/L。血清铁蛋白低于 12μg/L
红细胞内卟啉代谢	FEP > 0.9μmol/L，ZPP > 0.96μmol/L，FEP/Hb：4.5ug/gHb

四、断及鉴别诊断

(一) 诊断

1. 贫血为小细胞低色素性贫血 男性 Hb < 120g/L；女性 Hb < 110g/L，孕妇 Hb < 100g/L；MCV < 80fl，MCH < 27pg，MCHC < 32%，红细胞形态有明显低色素表现。

2. 有明确的缺铁病因及表现。

3. 血清（血浆）铁 < 8.95μmol/L；总铁结合力 > 64.44μmol/L（360μg/dl）。

4. 转铁蛋白饱和度 < 15%。

5. 骨髓铁染色显示骨髓小粒可染铁消失，铁粒幼细胞 < 15%。

6. FEP > 0.9μmol/L（全血），ZPP > 0.96μmol/L（全血），FEP/Hb > 4.5μg/gHb。

7. 血清铁蛋白（SF） < 12μg/L。

8. 铁剂治疗有效。

符合第 1 条 + 2～8 条中任何 2 条以上者可以诊断为缺铁性贫血。

(二) 鉴别诊断

鉴别疾病	鉴别要点		
	病因病史	临床特征	实验室检查
铁粒幼细胞性贫血	遗传或不明原因导致的红细胞铁利用障碍	小细胞低色素贫血	血清铁蛋白浓度增高，骨髓小粒含铁血黄素颗粒增多，铁粒幼细胞增多，并出现环形铁粒幼细胞。血清铁和转铁蛋白饱和度增高，总铁结合力不低
海洋性贫血	有家族史	有溶血表现	血涂片中可见多量靶形红细胞，并有珠蛋白肽链合成数量异常的证据；血清铁蛋白、骨髓可染铁、血清铁和转铁蛋白饱和度均不低，且常增高
慢性病性贫血	原因铁代谢异常常伴有肿瘤或感染性疾病	小细胞性贫血	贮铁增多，血清铁、血清转铁蛋白饱和度、总铁结合力减低
铁蛋白缺乏症	分为遗传性和获得性（严重肝病、肿瘤）两类	小细胞低色素贫血	血清铁、总铁结合力、血清铁蛋白及骨髓含铁血黄素均明显降低

五、治疗

（一）根除病因

1. 改善饮食。
2. 月经过多者调理月经。
3. 寄生虫感染应驱虫治疗。
4. 消化性溃疡等治疗。

（二）补铁治疗

1. 口服铁剂　常用制剂为硫酸亚铁、琥珀酸亚铁。
2. 注射铁剂　若口服铁剂有严重不良反应，不能耐受或严重胃肠道疾病影响口服制剂吸收，及短期需迅速纠正缺铁者，可选择注射铁剂。常用制剂有右旋糖酐铁、山梨醇枸橼酸铁等。

巩固与练习

1. 体内缺铁时的最早出现的异常检查结果是（　　）

   A. 血清铁降低　　　　　　B. 血清总铁结合力增高

   C. 贮存铁减少　　　　　　D. 红细胞呈小细胞低色素形态

   E. 贫血

2. 缺铁性贫血的血象特点是（　　）

   A. RBC 减少比 Hb 减少明显　　B. 粒细胞分叶多

   C. MCHC 32%　　　　　　D. 红细胞中央淡染区大

   E. 粒细胞左移

3. 治疗缺铁性贫血的主要目的是（　　）

   A. 血红蛋白恢复正常　　　　B. 血清铁水平恢复正常

   C. 补足贮存铁　　　　　　D. 红细胞形态恢复正常

   E. 血清铁和总铁结合力均恢复正常

4. 缺铁性贫血治疗最重要的是（　　）

   A. 治疗病因　　　　　　　B. 输血

   C. 口服铁剂　　　　　　　D. 肌注铁剂

E. 进食富含铁的食物

5. 铁制剂治疗缺铁性贫血，其疗效指标最早出现的是（　　）

A. 血红蛋白上升　　　　　　B. 红细胞数上升

C. 红细胞体积上升　　　　　D. 红细胞直径增大

E. 网织红细胞上升

参考答案

1. C　2. D　3. C　4. A　5. E

第二章　再生障碍性贫血

【考点重点点拨】

1. 病因及发病机制
2. 临床表现
3. 实验室及其他检查
4. 诊断及鉴别诊断
5. 治疗

一、病因和发病机制

（一）病因

1. 药物。
2. 化学毒物　苯及其衍生物。
3. 电离辐射。
4. 病毒感染。
5. 免疫因素　可继发于胸腺瘤、系统性红斑狼疮等。
6. 遗传因素　范克尼（Fanconi）贫血是常染色体隐性遗传性疾病。
7. 阵发性睡眠性血红蛋白尿（PNH）　两者均为造血干细胞的疾病，20%～30% PNH 可伴有再障，15% 再障可继发显性 PNH，两者都存在可称为 AA－PNH 综合征。
8. 其他　还可继发于严重甲状腺或腺体功能减退症、慢性肾功能衰竭等。

（二）发病机制

1. 造血干细胞减少或有缺陷是再障发生的主要发病机制。
2. 免疫机制异常。
3. 造血微环境异常。

二、临床表现

主要临床表现为进行性贫血、出血及感染。

重型再障	非重型再障
1. 起病急，进展迅速，常以出血和感染发热为首发症状 2. 贫血　呈进行性加重 3. 感染　较难控制，发热39℃以上，以 G^- 杆菌、金黄色葡萄球菌和真菌为主，常合并败血症 4. 出血　伴有不同程度的皮肤黏膜及内脏出血（消化道、肾脏、颅内）	1. 起病和进展缓慢，贫血为主要和首发症状 2. 病程较长，可生存多年 3. 感染较轻，以呼吸道感染多见，较易控制 4. 出血较轻，内脏出血较少

三、实验室及其他检查

检查项目	检查结果表现
血常规	SAA：除血红蛋白下降速度快外，须具备以下三项之二项，网织红细胞 $<0.5\%$ ，绝对值 $<15\times10^9/L$ ；②白细胞明显减少，中性粒细胞绝对值 $<0.5\times10^9/L$ ；③血小板 $<20\times10^9/L$ NSAA：血红蛋白下降速度较慢，网织红细胞、白细胞、中性粒细胞、血小板值较 SAA 高
骨髓象	1. SAA：①多部位增生减低，三系造血细胞明显减少，非造血细胞增多，如增生活跃须有淋巴细胞增多；②骨髓小粒非造血细胞及脂肪细胞增多 2. NSAA：骨髓检查显示三系或二系减少，至少一个部位增生不良，如增生良好，红系中常有晚幼红细胞比例增多，巨核细胞明显减少；骨髓小粒中非造血细胞和脂肪细胞增多
发病机制检查	$CD4^+$ 细胞： $CD8^+$ 细胞比值减低， Th_1 ： Th_2 型细胞比值增高， $CD8^+T$ 抑制细胞、 $CD25^+T$ 抑制细胞和 $\gamma\delta TCR^+T$ 细胞比例增高，血清 IFN-γ、TNF 水平增高；骨髓细胞染色体核型正常，骨髓铁染色示贮铁增多，中性粒细胞碱性磷酸酶染色强阳性；溶血检查均阴性

四、诊断及鉴别诊断

（一）诊断

1. 全血细胞减少，网织红细胞百分数 <0.01 ，淋巴细胞比例增高。

2. 一般无肝、脾肿大。

3. 骨髓多部位增生减低，造血细胞减少，非造血细胞比例增高，骨髓小粒空虚；红系、粒系细胞明显减少，如增生活跃，须有巨核细胞量减少。

4. 除外引起全血细胞减少的其他疾病，如 PNH、Fanconi 贫血、骨髓增生异常综合征（MDS）、骨髓纤维化等。

（二）鉴别诊断

鉴别疾病	鉴 别 要 点
PNH	典型患者有血红蛋白尿发作，可发现造血克隆，酸溶血试验、蛇毒因子溶血试验、微量补体溶血敏感试验呈阳性，外周血细胞膜上的 CD55、CD59 表达明显下降
Fanconi 贫血	又称先天性 AA，可伴发育异常：（皮肤色素沉着、骨骼畸形、器官发育不全等），可检测到 Fanconi 基因，细胞染色体受丝裂霉素 C 作用后极易断裂。
MDS	可见病态造血现象，骨髓 PSA 染色可阳性，CD13、CD33、CD34 抗原表达增多，造血祖细胞培养集簇增多，集落减少，可有染色体核型异常、姐妹染色单体分化染色阴性等
自身抗体介导的全血细胞减少	Evans 综合征和免疫相关性全血细胞减少。前者可测及外周成熟血细胞的自身抗体，后者可测及骨髓未成熟血细胞的自身抗体。两者外周血网织红细胞或中性粒细胞比例往往不低，骨髓红系细胞比例不低且易见"红系造血岛"，Th_1 : Th_2 比值降低、$CD5^+B$ 细胞比例增高，血清 $IL-4$ 和 $IL-10$ 水平增高，对糖皮质激素和大剂量静脉免疫球蛋白的治疗反应较好
急性白血病	白细胞减少和低增生性 AL 鉴别 仔细观察血象及多部位骨髓，可发现原始粒、单、或原始淋巴细胞明显增多，部分急性早幼粒细胞可见全血细胞减少，骨髓细胞形态学检查、染色体 t（15；17）、PML-RARα 基因存在可助鉴别
急性造血功能抑制	骨髓涂片尾部可见巨大原始红细胞，在充足支持治疗下呈自限性，约 1 月后可自然恢复。
恶性组织细胞病	多部位骨髓检查可找到异常组织细胞

五、治疗

（一）支持治疗

1. 保护措施预防感染，避免接触各类危险因素，避免出血。

2. 对症治疗 补充凝血因子等方法。

（1）控制感染。

（2）纠正贫血：必要时输血。

（3）控制出血：根据凝血机制促凝、抗纤溶止血药、输注血小板。

（4）保肝治疗。

（二）针对发病机制治疗

1. 雄激素治疗 大剂量雄激素对慢性再障有效：①司坦唑醇（康力龙）2mg，每日3次；②十一酸睾酮（安雄）40～80mg每日3次；③达那唑0.2g，每日3次；④丙酸睾酮100mg/d，肌肉注射，雄激素对红系疗效好，对血小板常难以恢复。

2. 免疫抑制治疗

（1）抗淋巴/胸腺细胞球蛋白（ALG/ATG）：用于SAA。马源ALG 10～15mg/（kg·d）连用5天；或兔源ATG 3～5mg/（kg·d），连用5天；猪源ALG（国产）剂量为20～30mg/（kg·d），连用5天；用药前需做过敏试验。

（2）环孢素：适用于全部的AA，3～5mg/（kg·d），疗程一般长于1年。使用时应注意血药浓度调整用药剂量及疗程。

3. CD3单克隆抗体、麦考酚吗乙酯（MMF，骁悉）、环磷酰胺、甲泼尼龙等。

4. 造血生长因子 适用于全部AA，特别是SAA，粒-单系集落刺激因子（GM-CSF）、粒系集落刺激因子（G-CSF）、重组人红细胞生成素（EPO）。

5. 造血干细胞移植 对40岁以下、无感染及其他并发症、有合适供体的SAA患者，可考虑造血干细胞移植。

巩固与练习

1. 雄激素治疗再障的机制是（　　　）

　　A. 改变骨髓微环境

　　B. 提高机体抵抗力，减少TS细胞数量

　　C. 直接刺激骨髓干细胞增加，提高内源性EPO生成

D. 稳定内皮细胞，减少出血

E. 兴奋中枢神经改善微环境

2. 再障最主要的诊断依据是（　　）

A. 全血细胞减少，有出血或感染表现

B. 网织红细胞减少

C. 骨髓增生不良

D. 肝脾淋巴结不肿大

E. 铁剂叶酸治疗无效

3. 再障的病理改变描述正确的是（　　）

A. 全身红髓容量增多

B. 呈离心性损害

C. 组织切片可见造血细胞每平方毫米的数目减少

D. 全身淋巴组织轻度增生

E. 超微结构无明显的异常

4. 再障血象骨髓象特点是（　　）

A. 呈全血细胞减少，少数呈两系细胞或血小板减少

B. 细胞大小不等，中心淡染区扩大，

C. 可见巨核细胞增多，血片中血小板计数减少，可见畸形血小板

D. 粒细胞停滞于早幼粒阶段，胞浆中颗粒粗大

E. 骨髓增生活跃，但巨核细胞减少

5. 急性再障感染最多见于（　　）

A. 皮肤黏膜　　B. 呼吸道　　　　C. 颅内　　　　D. 肛周感染

E. 肠道

参考答案

1. C　2. C　3. C　4. A　5. B

第三章 急性白血病

【考点重点点拨】

1. 病因及发病机制
2. 临床表现
3. 实验室及其他检查
4. 诊断及鉴别诊断
5. 治疗

一、病因及发病机制

1. 病毒
2. 电离辐射
3. 化学因素
4. 遗传因素
5. 其他血液病

二、FAB 分型

1. AL（急性白血病）可分为 ALL（急性淋巴细胞白血病）和 AML（急性髓系白血病）。

2. ALL 可有如下分型

（1）L1：原始和幼淋巴细胞以小细胞（直径≤12μm）为主。

（2）L2：原始和幼淋巴细胞以大细胞（直径＞12μm）为主。

（3）L3：（Burkitt 型）：原始和幼淋巴细胞以大细胞为主，大小较一致，细胞内有明显空泡，胞浆嗜碱性，染色深。

AML 可有如下分型：

（1）M0：急性髓细胞白血病微分化型。

（2）M1：急性粒细胞白血病未分化型。

（3）M2：急性粒细胞白血病部分分化型。

（4）M3：急性早幼粒细胞白血病。

（5）M4：急性粒－单核细胞白血病。

（6）M5：急性单核细胞白血病。

（7）M6：红白血病。

（8）M7：急性巨核细胞白血病。

三、临床表现

（一）正常骨髓造血功能受抑制的表现

1. 贫血　白血病细胞增生，正常造血细胞功能受抑制；白血病细胞生成的抑制因子抑制正常造血。

2. 发热　白血病本身可以发热，但大多发热为继发感染引起，可发生在身体各个部位，各种病原学（病毒、细菌、真菌）引起。

3. 出血　大量白血病细胞在血管中淤滞及浸润、血小板减少、凝血异常以及感染是出血的主要原因。

（二）白血病增殖浸润的表现

白血病细胞增殖浸润部位	临　床　表　现
淋巴结和肝、脾	淋巴结和肝、脾大
骨骼和关节	胸骨下段局部压痛
眼眶、肋骨、其他扁骨	形成的粒细胞肉瘤或绿色瘤
中枢神经系统白血病（CNSL）	轻者表现头痛、头晕，重者有呕吐、颈项强直，甚至抽搐、昏迷，浸润脑神经则有相应表现
睾丸	多为一侧性肿大、弥漫性肿大
其他	肺、心、消化道、泌尿生殖系统等均可受累出现相应症状

四、实验室及其他检查

（一）血常规

大多数患者白细胞增多，超过 $10 \times 10^9/L$ 以上者，称为白细胞增多性白血病。也有白细胞计数正常或减少，低者可 < 1.0×10^9/L，称为低增生性白血病。血涂片分类检查可见数量不等的原始和幼稚细胞，常伴有不同程度的正常细胞性贫血，血小板减少。

（二）骨髓象

骨髓穿刺是诊断 AL 的主要依据，骨髓涂片中有核细胞大多增生活跃或者极度活跃，以原始细胞为主，白血病细胞≥骨髓有核细胞（ANC）的 30%（FBA 分型标准）或≥20%（WHO 分型标准）。少数骨髓增生低下但原始细胞仍占 30% 以上者称为低增生性 AL。发现 Auer 小体仅见于 AML，正常造血细胞明显受抑制，幼红细胞、巨核细胞减少。

（三）细胞化学

	急性淋巴细胞白血病	急性粒细胞白血病	急性单核细胞白血病
过氧化物酶（POX）	（-）	分化差的原始细胞（-）~（+）分化好的原始细胞（+）~（+++）	（-）~（+）
糖原染色（PAS）	（+）成块或颗粒状	（-）~（+），弥漫性淡红色	（-）或（+）弥漫性淡红色或颗粒状
非特异脂酶（NSE）	（-）	（-）或（±），NAF 抑制 < 50%	（+）NAF 抑制≥50%
中性粒细胞碱性磷酸酶	增加	减少或（-）	正常或增加

（四）免疫学检查

分值	B 系	T 系	髓系
2	CD79a	CD3	CyMPO
	CyCD22	TCR - a/β	
	CyIgM	TCR - y/δ	
1	CD19	CD2	CD13
	CD20	CD5	CD33
	CD10	CD8	CD65
		CD10	CD117

分值	B 系	T 系	髓系
0.5	TdT	TdT	CD14
	CD24	CD7	CD15
		CD1a	CD64

　　根据白血病表达的系列相关抗原，按免疫学积分系统将 AL 分为如下 4 型。

　　1. 急性未分型白血病（AUL）髓系和 B 或 T 系抗原积分≤2。

　　2. 急性混合细胞白血病或急性双表型或双克隆或双系列白血病，髓系和 B 或 T 系抗原积分 >2。

　　3. 伴有髓系抗原表达的 ALL　T 或 B 淋巴积分 >2，同时粒 – 单系抗原表达，但积分≤2。

　　伴有淋巴系统抗原表达的 AML 髓系积分 >2，同时淋巴系统抗原表达，但积分≤2。

　　4. 单表型 AML，表达淋巴系（T 或 B）者髓系积分为 0，表达髓系者淋巴系分为 0。

五、诊断及鉴别诊断

（一）诊断

　　根据临床表现、血象及骨髓象特点，诊断白血病一般不难。根据细胞形态、细胞化学或免疫学、染色体计数对急性白血病作出分型诊断。

（二）鉴别诊断

鉴别疾病	鉴别要点
骨髓增生异常综合征	该病的 RAEB 及 RAEB – t 型除病态造血外，外周血中有原始和幼稚细胞，全血细胞减少和染色体异常，易与白血病相混淆。但骨髓中原始细胞小于 20%
某些感染引起的白细胞异常	传染性单核细胞增多症和传染性淋巴细胞增多症须与急性单核细胞和急性淋巴细胞白血病相鉴别：前者一般无全血及血小板减少，骨髓原始细胞和早期幼稚细胞不增多可供鉴别

续表

鉴别疾病	鉴别要点
巨幼细胞贫血	巨幼细胞贫血有时可与红白血病混淆。但前者骨髓中原始细胞不增多，幼红细胞 PAS 反应常为阴性，予以叶酸、维生素 B_{12} 治疗有效
急性粒细胞缺乏症恢复期	但该症多有明确病因，血小板正常，原、幼粒细胞中无 Auer 小体及染色体异常。短期内骨髓成熟粒细胞恢复正常

六、治疗

（一）一般治疗

1. 紧急处理高白细胞血症　当循环血液中白细胞数 $> 200 \times 10^9/L$，采取血细胞分离机，单采清除过高的白细胞，同时给以化疗药物和水化，并预防高尿酸血症、酸中毒、电解质紊乱、凝血异常等并发症。

2. 预防感染　环境清洁，个人卫生。应及时明确感染部位及分离病原菌，同时应用广谱抗生素，足量抗生素治疗，3~5 天体温不降则应加强霉菌治疗。

3. 成分输血支持　根据患者情况输注红细胞、血小板进行支持治疗。

4. 预防尿酸性肾病　水化、碱化尿液，并在化疗同时给予别嘌醇每次 100mg，每日 3 次，以抑制尿酸合成。当患者出现少尿和无尿时，应按急性肾衰竭处理。

5. 营养支持　高蛋白、高热量、易消化食物，必要时静脉营养。

（二）抗白血病治疗

1. ALL 的治疗

（1）诱导缓解治疗：长春新碱（VCR）和泼尼松（P）组成的 VP 方案为基本方案；VP + 蒽环类药物（如柔红霉素，DNR）组成 DVP 方案；DVP 再加左旋门冬酰胺酶（L - ASP）即为 DVLP 方案，此为推荐的 ALL 诱导方案；在 DVLP 基础上加用其他药物，包括甲氨蝶呤（MTX）或阿糖胞苷（Ara - C），可提高 T - ALL 的 CR 率和 DFS；L3 型 ALL，采用高剂量（HD）MTX = 高剂量 CHOP 方案，CR 率为 70% ~

80%，DFS 为 50%。

（2）缓解后治疗：获得缓解后，有条件患者进行 HSCT，无条件 HSCT 患者需强化巩固治疗，一般疗程需 3 年，多采用 HD、Ara－C＋HD MTX 或巯嘌呤（6－MP）＋MTX 治疗；患者需做 CNSL 的防治。

2. AML 的治疗

（1）诱导缓解治疗：①所谓"标准"方案为 DNR＋Ara－C 组成的 DA 方案，可根据患者不同情况用 NVT、IDA、代替 DNR 获得更好的临床疗效；IDA＋Ara－C＋V_{p-16}联合方案，可使年轻的 AML 患者 CR 率达到 80%；国内采用高三尖杉酯碱（H）＋Ara－C 组成的 HA 方案，临床疗效亦不错，但部分患者存在原发耐药，需换方案或异基因 HSCT。②APL 患者采用全反式维 A 酸（ATRA）配合化疗能提高 CR 率和 DSF；对高白细胞的 APL，可将砷剂作为一线用药。

（2）缓解后治疗：诱导 CR 是 AML 长期 DFS 关键的第一步，AML 的 CNSL 发生率仅 2%，初诊高白细胞、伴有髓外病变、M4/M5、t（8；21）或 inv（16）、CD7$^+$和 CD56$^+$者应在 CR 后做脑脊液检查并鞘内预防性用药。APL 用 ATRA 获得 CR 后采用化疗与 ATRA 交替维持治疗 2~3 年较妥。复发者用砷剂治疗有效。AML 患者 CR 后可采用 HD－Ara－C 方案巩固强化，连用 6 疗程。

（3）复发和难治 AML 的治疗：①HD Ara－C 联合化疗。②启用新药联合化疗；如氟达拉滨、托泊替康等。③对于继发性或年龄偏大的 AML，可采用预激化疗。④HSCT。⑤免疫治疗：NST、DLI、髓系单克隆抗体等。

对于难治性急性白血病除了加大抗癌药物用量、轮换化疗方案外，还可选用靶向治疗和免疫治疗。常用的免疫治疗药物有 CTLA－4。靶向治疗药物有酪氨酸激酶（TKI）抑制剂（伊马替尼）、FLT－3 抑制剂（索拉菲尼）、C－KIT 抑制剂（达沙替尼）、CD33 单抗、CD52 单抗等。

巩固与练习

1. 急性白血病引起出血最主要的原因是（　　）

A. 血小板生成减少 　　　　　B. 血小板破坏增加

C. 血小板功能异常 　　　　　D. 凝血因子减少

E. 弥散性血管内凝血

2. 急性白血病发生的贫血的最主要原因（　　　）

A. 由于出血 　　　　　　　　B. 由于化疗后胃肠功能紊乱

C. 由于脾功能亢进 　　　　　D. 体内产生抗红细胞抗体

E. 骨髓造血受白血病细胞干扰

3. 易侵犯中枢神经系统的白血病是（　　　）

A. 急性粒细胞性白血病 　　　B. 急性单核细胞性白血病

C. 急性早幼粒细胞性白血病 　D. 急性淋巴细胞性白血病

E. 慢性粒细胞性白血病

4. 急性白血病诊断的主要依据是（　　　）

A. 发热、贫血、出血 　　　　B. 白细胞计数 >50×10^9/L

C. 骨髓增生极度活跃 　　　　D. 胸骨压痛（+）

E. 骨髓中原始细胞明显增高

5. 关于急性白血病描述正确的是（　　　）

A. 淋巴细胞性白血病无脾肿大

B. 粒细胞性白血病无淋巴结肿大

C. 早幼粒细胞性白血病易出血

D. 单核细胞性白血病不感染

E. 红白血病不易贫血

参考答案

1. A　2. E　3. D　4. E　5. C

第四章 白细胞减少症和粒细胞缺乏症

【考点重点点拨】

1. 概念
2. 病因及发病机制
3. 临床表现
4. 诊断及鉴别诊断
5. 治疗

一、概念

1. 白细胞减少症指外周血白细胞绝对计数持续低于 4.0×10^9/L。

2. 外周血中性粒细胞绝对计数，低于 2.0×10^9/L 时，称为中性粒细胞减少。

3. 严重者低于 0.5×10^9/L 时，称为粒细胞缺乏症。

二、病因及发病机制

（一）中性粒细胞生成缺陷

1. 生成减少

（1）细胞毒类药物、化学毒物、电离辐射。

（2）骨髓被异常细胞浸润：恶性造血系统疾病使血细胞生成减少是最常见的病因。

（3）异常免疫：主要通过自身抗体或 T 细胞的作用，抑制骨髓中前期细胞的生长，并加速破坏中性粒细胞使之减少。

（4）感染：可见于伤寒、布氏杆菌病，分枝杆菌（结核分枝杆菌）、病毒感染。

2. 成熟障碍 如叶酸、维生素 B_{12} 缺乏影响 DNA 复制，早期粒细胞夭折于骨髓内，出现"无效造血"。

（二）中性粒细胞破坏或消耗过多

1. 免疫因素 中性粒细胞与抗粒细胞抗体或抗原抗体复合物结合而被破坏；某些非细胞毒药物或病原微生物进入机体形成的半抗原能与粒细胞的蛋白质结合为全抗原，从而诱发产生针对该抗原的抗体使粒细胞被破坏，见于各种自身免疫学疾病，某些感染和肝炎。

2. 非免疫性因素 病毒感染或败血症时，中性粒细胞在血液或炎症部位消耗增多；脾肿大导致脾功能亢进，中性粒细胞在脾内滞留、破坏增多。

（三）中性粒细胞分布异常

1. 某些异体蛋白反应、内毒素血症等可使中性粒细胞转移至边缘池。

2. 粒细胞滞留循环池其他部位，如血液透析开始后 2 ~ 15 分钟滞留于肺血管内；脾肿大，滞留于脾脏。

三、临床表现

白细胞减少症临床上不出现特殊症状，多表现为原发病症状。粒细胞缺乏症几乎均发生严重感染，起病急骤，突发畏寒、高热、头痛伴见全身不适，感染常见于肺，泌尿系、口、咽等部位，黏膜可发生坏死性溃疡，粒细胞缺乏症可迅速发展为败血症和脓毒血症，病死率高。

四、诊断及鉴别诊断

（一）诊断

1. 病史 常有感染，药物、毒物、放射线接触病史，免疫因素等病史。

2. 体征 有无淋巴结、肝、脾肿大，胸骨压痛及相关疾病的阳性体征和感染灶。

3. 实验室检查

检查项目	检查结果表现
血常规	白细胞减少症，白细胞持续 $<4\times10^9/L$，中性粒细胞百分比正常或轻度减低，粒细胞胞质存在中毒颗粒、空泡；粒细胞减少症：中性粒细胞 $<2.0\times10^9/L$；粒细胞缺乏症：中性粒细胞 $<0.5\times10^9/L$
骨髓象	白细胞减少，骨髓呈代谢性增高或增生低下或粒细胞成熟障碍，骨髓内可见各阶段中性粒细胞减少或消失而原始与幼粒细胞、中幼粒细胞仍有相当数量，呈粒细胞成熟受阻，幼红细胞和单核细胞大致正常
特殊检查	肾上腺素试验 — 鉴别假性粒细胞减少 中性粒细胞特异性抗体测定 — 白细胞聚类反应、免疫荧光粒细胞抗体测定法等了解中性粒细胞的免疫状态

（二）鉴别诊断

鉴别疾病	临床征象及鉴别要点	骨髓象鉴别要点
低增生性白血病	淋巴结、肝、脾肿大，胸骨压痛	骨髓增生减低，原始粒细胞 $>30\%$
再生障碍性贫血	出血、感染、发热为急性期表现	三系减少
传染性单核细胞增多症	溃疡性咽峡炎，粒细胞减少，外周血象中可见异型淋巴细胞，血清异嗜凝集实验（＋）	基本正常

五、治疗

治疗原则	治疗方式及药物
病因治疗	对可疑的药物或其他致病因素，应立即停止接触。继发性减少者应积极治疗原发病，脾功能亢进者可考虑脾切除
防治感染	轻度减少者不需特别的预防措施。中度减少者感染率增加，应减少出入公共场所，并注意保持皮肤和口腔卫生，去除慢性感染病灶。粒细胞缺乏者应急诊收入院治疗，采取无菌隔离措施，选用广谱抗生素
刺激白细胞增生药物	造血生长因子 重组人粒细胞集落刺激因子（rhG－CSF）和重组人粒细胞-巨噬细胞集落刺激因子（rhGM－CSF）碳酸锂有刺激骨髓生成粒细胞的作用，需注意肾病患者慎用
免疫抑制剂	自身免疫性粒细胞减少和免疫介导机制所致的粒细胞缺乏可用糖皮质激素等免疫抑制剂治疗

巩固与练习

1. 关于成人中性粒细胞的叙述正确的选项是 (　　)

　　A. 中性粒细胞占白细胞 40% ~ 60%

　　B. 中性粒细胞减少是绝对值 $< 3.0 \times 10^9/L$

　　C. 中性粒细胞缺乏是绝对值 $< 0.5 \times 10^9/L$

　　D. 中等程度中性粒细胞减少是绝对值 $< (1.5 ~ 2.0) \times 10^9/L$

　　E. 中性粒细胞分叶过多是核左移

2. 白细胞减少的发病机制**无关**的选项是 (　　)

　　A. 急性失血　　　　　　　　B. 细胞毒性药物

　　C. 急性白血病　　　　　　　D. 免疫性疾病

　　E. 内毒素血症

3. 可引起白细胞生成减少的疾病是 (　　)

　　A. 系统性红斑狼疮　　　　　B. 白血病

　　C. 脾亢　　　　　　　　　　D. 严重败血症

　　E. 肝炎

4. 治疗白细胞减少症的措施**不当**的是 (　　)

　　A. 病因治疗　　　　　　　　B. 消毒隔离

　　C. 粒细胞集落刺激因子　　　D. EPO

　　E. 糖皮质激素

5. 女性，36 岁，因宫颈癌化疗结束第 4 天突发高热 3 天、外周血 HGB 101g/L，WBC $0.9 \times 10^9/L$，分类未报，PLT109 $\times 10^9/L$。骨髓提示增生性骨髓象，粒系减少。患者诊断准确的是 (　　)

　　A. 急性白细胞　　　　　　　B. 白细胞减少症

　　C. 再生障碍性贫血　　　　　D. 类白反应

　　E. 粒细胞缺乏症

参考答案

1. C　2. A　3. B　4. D　5. E

第五章 免疫性血小板减少症

【考点重点点拨】

1. 病因及发病机制
2. 临床表现
3. 实验室及其他检查
4. 诊断及鉴别诊断
5. 治疗

一、病因及发病机制

免疫性血小板减少症（ITP）主要发病机制是由于患者对自身抗原的免疫失耐受，导致免疫介导的血小板破坏增多和免疫介导的巨核细胞产生血小板不足。病因可能与下列因素相关：

1. 感染 细菌或病毒感染与 ITP 的发病有密切关系。

2. 免疫因素 50%～70% ITP 患者可检测到血小板表面相关抗体（PAIg）。

3. 肝、脾的作用 脾为 ITP 患者 PAIg 的产生部位，肝为 PAIg 与血小板相关抗原结合，血小板被吞噬破坏。肝脏在血小板的破坏中有类似脾的作用。

4. 其他因素 雌激素增加肝脏对血小板的吞噬和破坏作用。

二、临床表现

ITP 临床表现以皮肤黏膜出血为主，严重者可发生内脏出血，甚至颅内出血，出血风险随年龄增长而增加。部分患者仅有血小板减少而没有出血症状。部分患者有明显的乏力症状。

三、实验室检查

检查项目	检查结果表现
血常规	一般无贫血（出血严重者可有轻度贫血），白细胞数正常，血小板计数减少
骨髓象	增生正常，巨核细胞数多增高，伴成熟障碍（多数病人产血小板型巨核细胞＜30%）
出凝血	出血时间延长；凝血时间、凝血酶时间均正常
自身抗体	血小板表面相关抗体（PAIgG）明显增多；血小板表面相关 C3（PA C3）增多
血小板寿命	明显缩短

四、诊断及鉴别诊断

（一）诊断

ITP 的诊断是临床排除性诊断。其诊断要点如下：

1. 至少 2 次血常规检查示血小板计数减少，血细胞形态无异常。

2. 脾脏一般不增大。

3. 骨髓检查：巨核细胞数增多或正常、有成熟障碍。

4. 须排除其他继发性血小板减少症：如自身免疫性疾病、甲状腺疾病、淋巴系统增殖性疾病、骨髓增生异常（再生障碍性贫血和骨髓增生异常综合征）、恶性血液病、慢性肝病脾功能亢进、常见变异性免疫缺陷病（CVID）以及感染等所致的继发性血小板减少，血小板消耗性减少，药物诱导的血小板减少，同种免疫性血小板减少，妊娠血小板减少，假性血小板减少以及先天性血小板减少等。

（二）鉴别诊断

鉴别疾病	临床征象鉴别要点	鉴别要点
再生障碍性贫血	贫血、出血、感染发热	血细胞三系减少，骨髓巨核细胞数量减少
脾功能亢进	脾中至重度大，甚至巨脾	一般可找到脾功能亢进的原因，血细胞三系减少

续表

鉴别疾病	临床征象鉴别要点	鉴别要点
MDS	贫血、出血或感染，脾大常见	外周血和骨髓中可找到原始或幼稚的血细胞，伴有血细胞形态改变
过敏性紫癜	除紫癜外常有过敏性皮疹及血管神经性水肿、关节痛、腹痛、血尿	血小板计数正常，毛细血管脆性试验多为阳性

五、治疗

（一）急症处理

适用于血小板低于 $10 \times 10^9/L$ 者，发生胃肠道、泌尿生殖道、中枢神经系统或其他部位的活动性出血或需要急诊手术时。

1. 血小板输注。

2. 静脉注射免疫球蛋白 $1000mg/(kg \cdot d) \times (1 \sim 2)$ 日。

3. 甲泼尼龙〔$1000mg/(kg \cdot d) \times 3$ 日〕和（或）促血小板生成药物。

4. 其他治疗措施包括停用抑制血小板功能的药物、控制高血压、局部加压止血、口服避孕药控制月经过多，以及应用纤溶抑制剂（如止血环酸、6 - 氨基己酸）等。如上述治疗措施仍不能控制出血，可以考虑使用重组人活化因子 Ⅶ（rhFWlIa）。

（二）一般治疗

PLT $> 30 \times 10^9/L$、无出血表现且不从事增加出血危险工作的成人 ITP 患者发生出血的危险比较小，可予观察和随访。若患者有出血症状，无论血小板减少程度如何，都应积极治疗。

1. 新诊断 ITP 的　线治疗

（1）肾上腺糖皮质激素：①大剂量地塞米松（HD - DXM）：$40mg/d \times 4$ 日，建议口服用药，无效患者可在半个月后重复 1 个疗程。②泼尼松：起始剂量为 $1.0mg/(kg \cdot d)$，病情稳定后快速减至最小维持量（$<15mg/d$）。

（2）丙种球蛋白（IVIg）：主要用于：①ITP 的紧急治疗；②不能耐受肾上腺糖皮质激素的患者；③脾切除术前准备；④妊娠或分娩前；

⑤部分慢作用药物发挥疗效之前。常用剂量 400mg/（kg·d）×5 日或 1000mg/kg 给药 1 次（严重者每天 1 次、连用 2 日）。IVIg 慎用于 IgA 缺乏、糖尿病和肾功能不全的患者。

2. 成人 ITP 的二线治疗

（1）促血小板生成药物：包括重组人血小板生成素（rhTPO）、艾曲波帕（Eltrombopag）和罗米司亭（romiplostim）。

（2）抗 CD20 单克隆抗体（Rituximab，利妥昔单抗）：推荐剂量：375 mg/m² 每周 1 次静脉滴注，共 4 次。小剂量利妥昔单抗（100mg 每周 1 次，共 4 次）同样有效。

（3）脾切除术：在脾切除前，建议检测血小板抗体和 TPO 水平。脾切除指征：①糖皮质激素正规治疗无效，病程迁延 6 个月以上；②泼尼松治疗有效，但维持量大于 30mg/d；③有使用糖皮质激素的禁忌证。

（4）其他二线药物治疗：①硫唑嘌呤：常用剂量为 100～150 mg/d（分 2～3 次口服），根据患者白细胞计数调整剂量。②环孢素 A：常用剂量为 5mg/（kg·d）。根据血药浓度调整剂量。③达那唑：常用剂量为 400～800mg/d（分 2～3 次口服），起效慢，需持续使用 3～6 个月。④长春碱类：长春新碱 1.4mg/m²（最大剂量为 2g/m²）或长春花碱酰胺 4mg，每周 1 次，共 4 次，缓慢静脉滴注。

巩固与练习

1. 免疫性血小板减少症的主要发病机制是（　　　）

　　A. 脾脏吞噬血小板增多　　　　　B. 骨髓巨核细胞生成减少

　　C. 骨髓巨核细胞生成增加　　　　D. 雌激素抑制血小板生成

　　E. 抗血小板抗体产生

2. 关于免疫性血小板减少症（ITP）的概念中说法**错误**的是（　　　）

　　A. 急性型 ITP 与感染因素有关

　　B. 血小板寿命缩短

　　C. 骨髓巨核细胞总数减少

　　D. 临床上是较常见的一种出血性疾病

　　E. 急性型 ITP 多见于儿童

3. ITP 血小板减少的原因是 （　　　）

    A. 血小板生成减少   B. 血小板破坏过多

    C. 血小板消耗过度   D. 血小板分布异常

    E. 血小板消耗过度和分布异常

4. 免疫性血小板减少症的首选治疗是 （　　　）

    A. 抗纤溶药物   B. 免疫抑制剂

    C. 糖皮质激素   D. 脾切除

    E. 氨肽素

5. 免疫性血小板减少症血小板相关抗体主要抗体成分为 （　　　）

    A. IgA   B. IgE   C. IgM   D. IgG

    E. IgM、IgA

1. E   2. C   3. B   4. C   5. D

第六篇
内分泌及代谢疾病

第一章　甲状腺功能亢进症

【考点重点点拨】

1. 病因及发病机制
2. 临床表现及甲状腺危象表现
3. 实验室及其他检查
4. 诊断与鉴别诊断
5. 治疗

一、病因及发病机制

一般认为本病主要是在遗传的基础上，因精神刺激、感染等应激因素 $\Longrightarrow$ 器官特异性自身免疫疾病。多数患者同时有高代谢综合征和甲状腺肿大，称为毒性弥漫性甲状腺肿（Graves 病，简称 GD）。多见于20~40 岁女性。

二、临床表现

（一）甲状腺功能亢进

	临　床　表　现	
症状	呈现高代谢综合征，怕热多汗，皮肤温暖湿润，食欲亢进，易饥，多食，消瘦。精神紧张，易激动，多言多动，失眠，焦虑，烦躁，甚或幻觉、亚躁狂症。心悸、气促，稍活动明显加剧。肠蠕动增快，大便次数增多，甚至出现慢性腹泻，肌肉软弱无力或伴有周期性麻痹；女性患者常见月经减少，周期延长，甚至闭经；男性患者则常出现阳痿	
体征	甲状腺肿	甲状腺一般呈弥漫性、对称性肿大，质软，吞咽时上下移动。由于甲状腺血流增多，可有震颤并伴有血管杂音

续表

	临 床 表 现	
体征	眼征	1. 非浸润性突眼：眼裂增宽，少瞬，凝视；眼球内侧聚合不能或欠佳；上眼睑挛缩，向下看时上眼睑不能随眼球向下转动；看近物时眼球辐辏不良；向上看时前额皮肤不能皱起 2. 浸润性突眼：有畏光流泪，复视，视力减退，有异物感，眼球胀痛，眼球活动受限。眼球突出明显，突眼度多在18mm以上，由于高度突眼，上下眼睑不能闭合，易致结膜充血、水肿，角膜炎，角膜溃疡，甚至失明等

（二）甲状腺危象

症　　状	体　　征
原有的甲亢症状加重，包括大汗淋漓、恶心呕吐、腹泻等，严重者出现虚脱、休克、嗜睡、谵妄、昏迷	高热、心动过速、心房颤动或心房扑动、烦躁不安、呼吸急促，部分患者有心力衰竭、肺水肿等

三、实验室及其他检查

（一）血清甲状腺激素的测定

血清总甲状腺素（TT_4）、血清总三碘甲状腺原氨酸（TT_3）、血清游离甲状腺素（FT_4）和游离三碘甲状腺原氨酸（FT_3）均高于正常。

（二）血清 TSH 测定

是反映甲状腺功能最有价值的指标，甲亢患者可降低。

（三）甲状腺摄[131]I 率测定

正常值为 3 小时为 5% ~ 25%，24 小时为 20% ~ 45%，高峰在 24 小时出现。甲亢时甲状腺摄[131]I 率增高，且高峰前移。

（四）T_3 抑制试验

当测甲状腺摄[131]I 摄取率增高，但仍不能诊断为甲亢或单纯甲状腺肿时可做此试验。

（五）促甲状腺激素释放激素（TRH）

静脉注射 TRH 400μg 后，若无反应，TSH 不增高，则支持甲亢诊断。

（六）甲状腺抗体检查

未经治疗 GD 患者血 TSHb 阳性检出率可达 80% ~ 100%，有早期诊断意义。

四、诊断与鉴别诊断

（一）诊断

1. 临床甲亢的诊断

（1）临床高代谢的症状和体征。

（2）甲状腺体征：甲状腺肿和（或）甲状腺结节。少数病例无甲状腺体征。

（3）血清激素：TT_4、FT_4、TT_3、FT_3 增高，TSH 降低，一般 < 0.1mIU/L。T_3 型甲亢时仅有 TT_3、FT_3 升高。

2. Graves 病的诊断标准

（1）临床甲亢症状和体征。

（2）甲状腺弥漫性肿大（触诊和 B 超证实），少数病例可以无甲状腺肿大。

（3）血清 TSH 浓度降低，甲状腺激素浓度升高。

（4）眼球突出和其他浸润性眼征。

（5）胫前黏液性水肿。

（6）甲状腺 TSH 受体抗体（TRAb 或 TSAb）阳性。

以上标准中，（1）~（3）项为诊断必备条件，（4）~（6）项为诊断辅助条件。临床也存在 Graves 病引起的亚临床甲亢。

（二）鉴别诊断

本病应与单纯性甲状腺肿、神经官能症、结核病等鉴别，可依据甲状腺功能、甲状腺 B 超情况鉴别。

五、治疗

（一）抗甲状腺药物（ATD）治疗

目前抗甲状腺药物分为硫脲类和咪唑类，药物有丙基硫氧嘧啶（PTU）、甲基硫氧嘧啶（MTU）、甲巯咪唑（他巴唑）、卡比马唑（甲亢平）。其作用机制主要为抑制甲状腺激素的合成。

1. 适应证

（1）病情轻，甲状腺轻度或中度肿大的患者。

（2）年龄20岁以下的青少年、儿童、孕妇、年老体弱或其他方面严重疾病不适宜手术者。

（3）甲状腺次全切除术后复发且不适宜放射碘治疗者。

（4）手术前准备。

（5）用作放射碘治疗术后的辅助治疗。

2. 剂量及疗程

分期	药物用法、剂量
初治期	MTU 或 PTU 每日 150～300mg，他巴唑或甲亢平每日 15～30mg，分 2～3 次口服，以月为单位治疗
减量期	患者临床症状显著改善，T3、T4 恢复正常时，可按月递减他巴唑 5mg
维持期	减药后 MTU 或 PTU 每日用量 50～100mg，他巴唑或甲亢平每日 5 或 10mg，复查甲功正常者，以此剂量维持治疗，维持期 1～2 年

（二）放射性^{131}I 治疗

适用于年龄在 25 岁以上，中度甲亢，经 ATD 治疗无效或对 ATD 过敏，不宜手术或不愿手术者。

（三）手术治疗

严格掌握适应证。

（四）甲状腺危象的治疗

首先针对诱因治疗，如控制感染等。抑制甲状腺素的合成与释放，常首选 PTU 600mg 口服，以后每 6 小时给予 250mg，待症状缓解后逐步减至一般治疗量；还可联合使用碘剂、心得安、氢化可的松等。

（五）对症治疗

巩固与练习

1. **不符合**甲亢常见临床症状的是（　　　）

　　A. 食欲亢进　　　　　　　　B. 无汗

　　C. 周围血管症　　　　　　　D. 早搏

　　E. 突眼

2. 关于甲状腺摄^{131}I率的叙述，**错误**的是（　　　）

　　A. 3 小时 5% ~25%　　　　　B. 24 小时 20% ~45%

　　C. 高峰 24 小时　　　　　　　D. 含碘药物不影响结果

　　E. 甲亢患者高峰提前

3. 诊断甲亢危象的治疗首选药物是（　　　）

　　A. 复方碘液　　　　　　　　B. 丙硫氧嘧啶

　　C. 普萘洛尔　　　　　　　　D. 甲状腺片

　　E. 地塞米松

4. 用抗甲状腺药物治疗甲状腺功能亢进，下列适应证**错误**的是（　　　）

　　A. 孕妇　　　　　　　　　　B. 甲状腺轻中度肿大

　　C. 病情轻中度患者　　　　　D. 手术前准备

　　E. 年龄在 25 岁以上

5. 甲亢时最具有诊断意义的体征是（　　　）

　　A. 心率加快，第一心音亢进

　　B. 弥漫性甲状腺肿伴血管杂音

　　C. 突眼

　　D. 脉压增大

　　E. 心脏增大

6. 患者杨某，女性，21 岁，甲状腺肿大半年，有时心悸，多汗，食欲亢进，大便次数增多，每天 2 ~3 次，查甲状腺轻度肿大，无触痛，可闻及血管杂音，^{131}I 摄取率 3 小时 25%，24 小时 75%，T_3 抑制实验抑制率 <50%。治疗首选药物是（　　　）

A. 立即手术治疗   B. 普萘洛尔

C. 他巴唑   D. 复方碘液

E. 放射性核素治疗

1. B   2. D   3. B   4. E   5. B   6. C

第二章 糖 尿 病

【考点重点点拨】

1. 分类、病因及发病机制
2. 临床表现及并发症
3. 实验室及其他检查
4. 诊断与鉴别诊断
5. 治疗
6. 糖尿病酮症酸中毒

一、糖尿病分类

糖尿病可分为 1 型糖尿病、2 型糖尿病、特殊类型及妊娠期糖尿病等。

二、病因及发病机制

（一）病因

普遍认为糖尿病是复合病因所致的综合征，与遗传因素、环境因素、自身免疫、胰岛素拮抗激素等有关。

（二）发病机制

1 型糖尿病	2 型糖尿病
是以胰岛 β 细胞破坏、胰岛素分泌缺失为特征的自身免疫性疾病。目前认为，其病因与发病机制主要是病毒感染、化学物质作用于易感人群，导致由 T 淋巴细胞介导的胰岛 β 细胞自身免疫性损伤和凋亡	有更强的遗传基础，并受到多种环境因素的影响，包括老龄化、不合理饮食及热量摄入、体力活动不足、肥胖以及现代社会不合理生活方式等。其发病与胰岛素抵抗和胰岛素分泌的相对性缺乏有关

三、临床表现

（一）无症状期

相当一部分患者无明显症状，往往在体检或检查其他疾病时发现。

（二）症状期

典型表现为"三多一少"，即进食多、饮水多、尿多而体重减少。

（三）并发症

1. 急性并发症

（1）酮症酸中毒。

（2）高渗性非酮症糖尿病昏迷。

（3）低血糖反应及昏迷。

（4）感染等。

2. 慢性并发症

（1）大血管病变：主要为糖尿病性冠心病、脑血管病、下肢动脉硬化闭塞症。

（2）微血管病变：主要为糖尿病肾病、糖尿病性视网膜病变。

（3）神经病变：多发性周围神经病变，动眼神经、展神经麻痹及自主神经病变等。

（4）糖尿病足。

四、实验室及其他检查

检查项目	检查结果表现
尿糖测定	尿糖阳性
血葡萄糖（血糖）测定	空腹血糖≥7.0mmol/L，餐后2小时血糖≥11.1mmol/L
葡萄糖耐量（OGTT）	当血糖高于正常范围而又未达到诊断糖尿病标准者，须进行OGTT
糖化血红蛋白（HbA1c）和糖化血浆白蛋白测定	前者能较稳定反映采血前2~3个月内平均血糖控制水平，后者可反映病人近2~3周内血糖总的水平，为糖尿病病情监测的指标

续表

检查项目	检查结果表现
血浆胰岛素和 C - 肽测定	主要用于了解胰岛 B 细胞功能，协助判断糖尿病分型和指导治疗。胰岛素正常值：5～20mU/L
胰岛自身抗体测定	谷氨酸脱羧酶抗体（GAD－Ab）和（或）胰岛细胞抗体（ICA）的检测阳性，对 1 型糖尿病的诊断有意义

五、诊断与鉴别诊断

（一）诊断

1. 典型症状参照中华医学会糖尿病分会《中国 2 型糖尿病防治指南》（2010 年）：

空腹血糖（FPG）≥7.0mmol/L（126mg/dl）；或糖耐量试验（OG-TT）中服糖后 2 小时血糖（2HPG）≥11.1mmol/L（200mg/dl）；或随机血糖≥11.1mmol/L（200mg/dl）。

2. 症状不典型者需另一天再次证实。

（二）鉴别诊断

1. 肾性糖尿、甲状腺功能亢进症、胃空肠吻合术后、弥漫性肝病等可引起尿糖阳性。

2. 噻嗪类利尿药、糖皮质激素、口服避孕药等，引起糖耐量降低，血糖升高，尿糖阳性。

3. 胰腺炎、胰腺癌、肢端肥大症、皮质醇增多症、嗜铬细胞瘤可分别引起继发性糖尿病或糖耐量异常。

六、治疗

（一）控制目标

项目		理想	良好	差
血糖（mmol/L）	空腹	4.4～6.1	≤7	>7
	非空腹	4.4～8.0	≤10	>10
HbA1c		<6.5%	6.5%～7.5%	>7.5%

（二）饮食治疗

1. 成人每日需要热量

状　　态	热　　卡
休息状态下	每日每千克标准体重 105～125.5kJ
轻体力劳动	每日每千克标准体重 125.5～146kJ
中度体力劳动	每日每千克标准体重 146～167kJ
重体力劳动	每日每千克标准体重 167kJ 以上

2. 合理分配三大营养素

（1）①碳水化合物含量约占总热量的 55%～60%。②脂肪占总热量的 25%～30%。③蛋白质约占总热量的 15%～20%。

（2）饮食中蛋白质含量成人每日每千克理想体重 0.8～1.2g。

（3）每日三餐分配为 1/5、2/5、2/5 或 1/3、1/3、1/3。

（三）口服降糖药治疗

药物种类	适 用 范 围
磺脲类（SUs）	主要作用于胰岛 β 细胞表面的受体，促进胰岛素释放。用于 2 型糖尿病经饮食及运动治疗后病情控制不理想者。于餐前 30 分钟口服，现多用第二代 SUs 药物，如格列本脲、格列吡嗪、格列齐特、格列喹酮等
双胍类	适用 2 型糖尿病患者经饮食及运动治疗未能控制者，尤其是肥胖或超重患者为首选药，多用二甲双胍
α 葡萄糖苷酶抑制剂（AGI）	适用空腹血糖正常而餐后血糖高者。可与 SUs、双胍类或胰岛素联合使用治疗 2 型糖尿病，常用者有拜糖平（阿卡波糖）、倍欣（伏格列波糖）
噻唑烷二酮衍生物类	主要用于 2 型糖尿病，特别是有胰岛素抵抗的患者，代表药罗格列酮、吡格列酮
格列奈类药物	为非磺脲类胰岛素促泌剂，在餐前即刻服用，代表药瑞格列奈

（四）胰岛素治疗

1. 适应证

（1）1 型糖尿病替代治疗。

（2）糖尿病酮症酸中毒、高渗性非酮症糖尿病昏迷和乳酸性酸中毒伴高血糖。

（3）2 型糖尿病口服降糖药治疗无效。

（4）妊娠期糖尿病。

（5）糖尿病合并严重并发症。

（6）全胰腺切除引起的继发性糖尿病。

（7）因伴发病需外科治疗的围手术期。

（8）某些特殊类型糖尿病。

2. 基础胰岛素使用方法　包括中效人胰岛素和长效胰岛素类似物，应在一般治疗和饮食治疗的基础上使用。

分类	使用方法
1 型糖尿病	每日胰岛素需要总量 0.4 ~ 0.8U/kg
	每日总量可以以最小剂量 12 ~ 18U 起始
	每日胰岛素基础量 = 全天胰岛素总量 ×（40% ~ 60%），长效胰岛素一般 1 次注射，中效胰岛素可每日 1 次或每日 2 次注射
	每日餐时量一般按餐时总量的 35%、30%、35% 分配在早中晚餐前
	根据患者血糖控制情况进行调整
2 型糖尿病	起始剂量为 0.2U/（kg·d）
	根据患者 FPG 水平调整胰岛素用量，通常每 3 ~ 5 天调整 1 次，根据血糖水平每次调整 1 ~ 4U 直至 FPG 达标
	如 3 个月后 FPG 控制理想但 HbA1c 不达标，应考虑调整胰岛素治疗方案

（五）胰腺移植和胰岛细胞移植

（六）并发症的治疗

1. 糖尿病酮症酸中毒

（1）补液：静脉输注生理盐水，补液速度宜先快后慢，最初 2 小时内输入 1000 ~ 2000ml，以后酌情调整补液量及速度。

（2）胰岛素：每小时输注胰岛素 0.1 U/kg，使血中胰岛素浓度恒定在 100 ~ 200μU/ml。

（3）纠酸：当 CO_2 结合力降至 4.5 ~ 6.7mmol/L，应予纠酸。

（4）补钾。

（5）处理诱因和并发症。

2. 高渗性非酮症糖尿病昏迷

（1）补液。

（2）小剂量胰岛素疗法。

（3）补钾。

（4）积极治疗诱发病和防治并发症。

巩固与练习

1. 患者，女性，35 岁。有糖尿病家族史。实验室检查：空腹血糖 6.8mmol/L。为确诊糖尿病，最有意义的检查是（　　　）

A. 重复测空腹血糖　　　　　　B. 测餐后 2 小时血糖

C. 多次测任意血糖　　　　　　D. 口服葡糖糖耐量试验

E. 糖化血红蛋白

2. 糖尿病最基础的治疗措施是（　　　）

A. 饮食疗法　　　　　　　　　B. 磺脲类降糖药

C. 双胍类降糖药　　　　　　　D. α‐糖苷酶抑制剂

E. 胰岛素

3. 磺脲类药物的主要作用机制是（　　　）

A. 刺激胰岛素分泌　　　　　　B. 增加外周组织对胰岛素敏感性

C. 抑制肝糖异生　　　　　　　D. 延缓葡萄糖吸收

E. 抑制胰岛素分解

4. 关于磺脲类降糖药的叙述，**错误**的是（　　　）

A. 适用于 1 型糖尿病　　　　　B. 有低血糖反应

C. 治疗从小剂量开始　　　　　D. 需在餐前半小时服用

E. 常有继发性失效

5. 双胍类药物最主要的适应证是（　　　）

A. 1 型糖尿病　　　　　　　　B. 肥胖的 2 型糖尿病患者

C. 超重者　　　　　　　　　　D. 高血脂者

E. IGT

6. 关于胰岛素使用的叙述，**错误**的是（　　　）

A. 在饮食治疗基础上进行　　B. 必须个体化

C. 小剂量开始　　　　　　　D. 稳步调整剂量

E. 不能与口服降糖药合用

7. 糖尿病酮症酸中毒用胰岛素治疗时常采用的方法是（　　）

A. 小剂量速效胰岛素持续静滴

B. 大剂量速效胰岛素持续静滴

C. 小剂量速效胰岛素皮下注射

D. 大剂量速效胰岛素皮下注射

E. 大剂量中效胰岛素皮下注射

1. D　2. A　3. A　4. A　5. B　6. E　7. A

第七篇
结缔组织疾病

第一章　类风湿关节炎

【考点重点点拨】

1. 病因及发病机制
2. 临床表现
3. 实验室及其他检查
4. 诊断与鉴别诊断
5. 药物治疗

一、病因及发病机制

类风湿关节炎（RA）的病因尚不明，遗传、感染、环境等因素可能⇨以对称性、持续性多关节炎为主要临床表现的异质性、系统性、自身免疫性疾病。女性患者约 3 倍于男性。30～50 岁高发。

二、临床表现

		临床表现
症状		起病缓慢、隐匿，呈慢性病程，反复发作，一般在出现明显关节症状前可有低热、乏力、全身不适、体重下降等症状，主要累及小关节，尤其是手的对称性多关节炎。以后逐渐出现典型关节症状。少数起病较急，在数天内出现多个关节症状
关节症状和体征	晨僵	持续至少 1 小时者意义较大
	疼痛与压痛	关节痛往往是最早症状，最常出现的部位为近端指间关节、掌指关节、腕关节。多呈对称性、持续性关节疼痛和压痛
	关节肿胀	主要是由于关节腔积液、滑膜增生及组织水肿所致
	关节畸形	见于较晚期患者，最常见于近端指间关节、掌指关节和腕关节，如屈曲畸形、强直、"天鹅颈"样畸形及"纽扣花样"畸形等

续表

临床表现		
关节 症状 和体征	特殊关节	颈椎受累：颈痛、活动受限，脊髓受压 肩、髋关节受累：局部疼痛和活动受限，但很难发现肿胀 颞颌关节受累：讲话或咀嚼时疼痛加重，甚至张口受限
	骨质疏松	—
	关节功能障碍	—
关节外表现	类风湿结节；心、肺和神经系统等受累	

三、实验室及其他检查

（一）自身抗体检测

1. 类风湿因子（RF） 见于约 70% 患者血清，但并不是 RA 的特异抗体，在 5% 正常人也可出现低滴度的 RF。

2. 其他自身抗体 抗角蛋白抗体（AKA）；抗核周因子（APF）抗体；抗聚角蛋白微丝蛋白抗体（AFA）；抗环瓜氨酸肽（CCP）抗体。其中抗 CCP 抗体对 RA 的特异性及敏感性均很高。

（二）血液检查

可见轻～中度正细胞性贫血、血小板升高（常表示疾病活动）和血清 IgG、IgM、IGA 升高。

（三）急性时相反应物

红细胞沉降率（ESR）增快、C 反应蛋白（CRP）增高，可判断疾病的活动性。

（四）滑液

类风湿关节炎患者的滑液一般呈炎性特点，白细胞总数可达 $1.0 \times 10^9/L$。

（五）X 线检查

关节 X 线分期改变（参照中华医学会风湿病学分会 2010 年《类风湿关节炎诊断及治疗指南》）。

RA	X线分期
Ⅰ期（早期）	1ᵃ. X线检查无骨质破坏性改变
	2. 可见骨质疏松
Ⅱ期（中期）	1ᵃ. X线显示骨质疏松，可有轻度的软骨破坏，伴或不伴有轻度的软骨下骨质破坏
	2ᵃ. 可有关节活动受限，但无关节畸形
	3. 关节邻近肌肉萎缩
	4. 有关节外软组织病变，如结节或腱鞘炎
Ⅲ期（严重期）	1ᵃ. X线显示有骨质疏松伴软骨或骨质破坏
	2ᵃ. 关节畸形，如半脱位、尺侧偏斜或过伸，无纤维性或骨性强直
	3. 广泛的肌萎缩
	4. 有关节外软组织病变，如结节或腱鞘炎
Ⅳ期（终末期）	1ᵃ. 纤维性或骨性强直
	2. Ⅲ期标准内各条

注：ᵃ为各期标准的必备条件。

（六）磁共振成像（MRI）

可显示关节炎性反应初期出现的滑膜增厚、骨髓水肿和轻度关节面侵蚀，有助于 RA 的早期诊断。

（七）超声检查

能清晰显示关节腔、关节滑膜、滑囊、关节腔积液、关节软骨厚度及形态等，彩色多普勒血流现象（CDFI）和彩色多普勒能量图（CDE）能直观检测关节组织内血流的分布，反应滑膜增生的情况。

四、诊断与鉴别诊断

（一）诊断

RA 典型病例诊断参照美国风湿病学会（ACR）1987 年修订的"类风湿关节炎分类标准"。

1. 关节内或周围晨僵持续至少 1 小时。

2. 有 3 个或 3 个以上的关节肿或积液。

3. 腕、掌指、近端指间关节区中，至少一个关节区肿胀。

4. 对称性关节炎。

5. 有类风湿结节。

6. X 线改变（至少有骨质疏松和关节间隙狭窄）。

7. 血清 RF 阳性。

满足 4 条或 4 条以上并排除其他关节炎即可诊断为类风湿关节炎，其中 1~4 条病程至少持续六周。

2009 年 ACR 和欧洲抗风湿病联盟（EULAR）提出了新的 RA 分类标准和评分系统，即：至少 1 个关节肿痛，并有滑膜炎的证据（临床或超声或 MRI）；同时排除了其他疾病引起的关节炎，并由典型的常规放射学 RA 骨破坏的改变，可诊断为 RA。另外，该标准对关节受累情况、血清学指标、滑膜炎持续时间和急性时相反应物 4 个部分进行评分，总得分 6 分以上也可诊断 RA。

ACR/EULAR 2009 年 RA 分类标准和评分系统		
关节受累情况		得分（0~5 分）
受累关节情况	受累关节数	
中大关节	1	0
	2~10	1
小关节	1~3	2
	4~10	3
至少 1 个为小关节	>10	5
血清学		得分（0~3 分）
RF 或抗 CCP 抗体均阴性		0
RF 或抗 CCP 抗体至少 1 项低滴度阳性		2
RF 或抗 CCP 抗体至少 1 项高滴度（>正常上限 3 倍）阳性		3
滑膜炎持续时间		得分（0~1 分）
<6 周		0
>6 周		1
急性时相反应物		得分（0~1 分）
CRP 或 ESR 均正常		0
CRP 或 ESR 增高		1

（二）病情判断

包括疲劳的程度、晨僵持续的时间、关节疼痛和肿胀的数目和程度以及炎性指标（如 ESR、CRP 等）。临床上可采用 DAS28 等标准判断病情活动程度。

（三）鉴别诊断

本病需与强直性脊柱炎、反应性关节炎、骨关节炎、银屑病关节炎、痛风、系统性红斑狼疮、干燥综合征等病鉴别。

五、药物治疗

1. 非甾类抗炎药（NSAIDs） 布洛芬，双氯芬酸，依托度酸、萘丁美酮、美洛昔康、尼美舒利、塞来昔布等；应避免两种或两种以上 NSAIDs 同时服用，因疗效不叠加，而不良反应增多。

2. 改善病情抗风湿药（DMARDs） 首选甲氨蝶呤（MTX），还有柳氮磺胺吡啶（SASP），来氟米特（LEF），抗疟药、青霉胺（D-pen）、硫唑嘌呤、环孢素 A（CysA）、环磷酰胺（CTX）。

3. 生物制剂 主要包括肿瘤坏死因子（TNF）-α 拮抗剂、白细胞介素（IL）-1 和 IL-6 拮抗剂、抗 CD20 单抗以及 T 细胞共刺激信号抑制剂等。

4. 糖皮质激素 泼尼松。

5. 植物药制剂 雷公藤多苷，白芍总苷、青藤碱。

六、外科治疗

1. 滑膜切除术。

2. 人工关节置换术。

3. 关节融合术。

4. 软组织手术。

巩固与练习

1. 类风湿关节炎的主要病理改变是（　　　）

A. 心包炎　　　　B. 血管炎　　　　C. 关节滑膜炎

D. 心内膜炎　　　E. 结节性肉芽肿

2. 类风湿关节炎好发人群是（　　　）

A. 35～50 岁女性　　　　　　　B. 35～50 岁男性

C. 50～70 岁男性　　　　　　　D. 50～70 岁女性

E. 所有女性

3. 类风湿关节炎的关节表现最早出现的是（　　　）

A. 畸形　　　　　B. 晨僵　　　　　C. 疼痛

D. 肿胀　　　　　E. 功能障碍

4. 下列**不属于**类风湿关节炎常见的关节外表现的症状是（　　　）

A. 类风湿结节　　B. 肺间质病变　　C. 肾脏损害

D. 心包炎　　　　E. 轻中度贫血

5. 类风湿关节炎患者的双手指、腕关节、双足摄片可见关节面虫蚀样破坏，属于骨损害的分期是（　　　）

A. Ⅰ期　　　　　B. Ⅱ期　　　　　C. Ⅲ期

D. Ⅳ期　　　　　E. Ⅴ期

6. 关于非甾体抗炎药治疗类风湿关节炎治疗的叙述，**不正确**的是（　　　）

A. 起效较慢　　　　　　　　　　B. 起效较快

C. 胃肠道反应明显　　　　　　　D. 不宜联合使用

E. 初发病时经常选用

参考答案

1. C　2. A　3. C　4. C　5. C　6. A

第二章　系统性红斑狼疮

【考点重点点拨】

1. 病因及发病机制
2. 临床表现
3. 实验室及其他检查
4. 诊断与鉴别诊断
5. 药物治疗

一、病因及发病机制

病因与遗传、环境、性激素及自身免疫等多种因素有关。本病表现为多系统损害症状的慢性系统性自身免疫性疾病。免疫功能异常、自身抗体产生、免疫复合物形成及在组织的沉积，导致系统性红斑狼疮（SLE）的发生和进展。好发于 20～40 岁的育龄女性。

二、临床表现

临床表现	
全身症状	发热，以低、中度热为常见，疲倦、乏力、体重下降
皮肤与黏膜	蝶形红斑，盘状红斑，指掌部和甲周红斑，指端缺血，网状青斑，面部及躯干部皮疹，光过敏，无痛性口腔溃疡，雷诺现象，脱发
浆膜炎	中小量胸腔积液，心包积液
肌肉骨骼	关节疼痛、肿，肌痛，肌无力，肌炎
肾	狼疮肾炎，蛋白尿，管型尿
心血管	心包炎，心肌损害，可有气促、心前区不适，心律失常，严重者发生心衰导致死亡
肺	狼疮肺炎，肺间质病变，肺动脉高压

续表

临床表现	
神经系统	神经精神狼疮，偏头痛，性格改变，记忆力减退或轻度认知障碍，重者出现脑血管意外，昏迷，癫痫持续状态
消化系统	食欲减退，腹痛，呕吐，腹泻，腹水
血液系统	血红蛋白下降，白细胞、血小板减少，溶血性贫血，淋巴结肿大，脾大
其他	抗磷脂综合征，干燥综合征，眼底变化

三、实验室及其他检查

1. 一般检查　尿、血常规的异常代表血液系统和肾受损，血沉增快表示病情控制尚不满意。

2. 自身抗体　有抗核抗体（ANA）、抗双链 DNA（dsDNA）抗体、抗 ENA 抗体。

（1）抗核抗体　见于几乎所有的 SLE 患者，特异性低，阳性不作为 SLE 与其他结缔组织病的鉴别。

（2）抗 dsDNA 抗体　是诊断 SLE 的标记抗体之一，多出现在 SLE 的活动期。

（3）抗 ENA 抗体　主要是抗 Sm 抗体，是诊断 SLE 的标记抗体之一，特异性99%，阳性不代表疾病活动性。

3. 补体　C3 下降是 SLE 活动的指标之一，C4 低下除 SLE 活动性外，尚可能是 SLE 易感性（C4）缺乏的表现。

4. 狼疮带试验　阳性代表 SLE 活动性。

5. 肾活检病理　对狼疮肾炎的诊断、治疗和预后估计均有价值。

6. X 线及影像学检查　有助于早期发现气管损害。

四、诊断与鉴别诊断

（一）诊断标准

1. 颊部红斑。

2. 盘状红斑。

3. 光过敏。

4. 口腔溃疡。

5. 关节炎。

6. 浆膜炎。

7. 肾脏病变。

8. 神经系统病变。

9. 血液系统异常。

10. 免疫学异常（抗 dsDNA 抗体阳性或抗 Sm 抗体阳性或抗磷脂抗体阳性）。

11. 抗核抗体滴度异常（未使用药物诱发药物性狼疮的情况下）。

符合以上 11 项中的 4 项或以上者，可诊断。

（二）鉴别诊断

SLE 应与 RA、各种皮炎、癫痫、精神病、特发性血小板减少性紫癜和原发性肾小球肾炎等相鉴别。

五、治疗

（一）糖皮质激素

泼尼松，甲泼尼龙，鞘内注射地塞米松。

（二）免疫抑制剂

环磷酰胺，硫唑嘌呤，环孢素，吗替麦考酚酯、抗疟药、雷公藤多苷。

（三）静脉注射大剂量免疫球蛋白（IVIG）

（四）控制并发症和对症治疗

（五）血浆置换

（六）人造血干细胞移植

（七）生物制剂

巩固与练习

1. 系统性红斑狼疮的常见损害一般**不累及**的系统是（　　）

  A. 皮肤黏膜　　　　　　　　　B. 肾脏

  C. 血液　　　　　　　　　　　D. 内分泌

  E. 心血管

2. **不属于**系统性红斑狼疮的骨关节肌肉损害表现的是（　　）

  A. 关节疼痛　　　　　　　　　B. 关节肿胀

  C. 股骨头坏死　　　　　　　　D. 肌肉疼痛无力

  E. 关节晨僵

3. 诊断系统性红斑狼疮最有意义的检查是（　　）

  A. 抗 dsDNA 抗体　　　　　　B. 抗核抗体

  C. 抗 Sm 抗体　　　　　　　　D. 抗磷脂抗体

  E. 抗核糖体 RNP 抗体

4. **不属于**系统性红斑狼疮诊断标准的是（　　）

  A. 光敏感　　　　　　　　　　B. 口腔溃疡

  C. 心包炎　　　　　　　　　　D. 类风湿因子阳性

  E. 抗核抗体阳性

5. 系统性红斑狼疮的首选治疗药物是（　　）

  A. 肾上腺皮质激素　　　　　　B. 细胞毒药物

  C. 环孢素　　　　　　　　　　D. 雷公藤多苷

  E. 免疫球蛋白

6. 系统性红斑狼疮的特征性皮肤损害是（　　）

  A. 蝶形红斑　　　　　　　　　B. 盘状红斑

  C. 网状青斑　　　　　　　　　D. 雷诺现象

  E. 紫癜

7. 患者，女性，28 岁，未婚。双手掌指关节、近端指间关节疼痛伴月经量增多 2 年。曾在外院查 RF（＋），拟 RA，治疗效果不佳。查体：面色苍白，浮肿，浅表淋巴结不肿大，心、肺、肝、脾均（－）。双手小关节活动无障碍、畸形，指端可见红斑，WBC 3.2×10^9/L、Hb

6.5g/L、PC 54 × 10^9/L、Ret. 1%，尿常规检查：RBC 5 ~ 8/HP、Pro(+ +)，手 X 线片未见异常。最可能的诊断是（　　　）

 A. 风湿性关节炎   B. RA

 C. SLE   D. 干燥综合征

 E. 强直性脊柱炎

参考答案

 1. D 2. E 3. B 4. D 5. A 6. A 7. C

第八篇
神经系统疾病

第一章 癫 痫

【考点重点点拨】

1. 病因及临床表现

2. 诊断及鉴别诊断

3. 治疗

一、定义

一组大脑神经元 $\xrightarrow{\text{异常放电}}$ 短暂性中枢神经系统功能失常 $\Longrightarrow$ 慢性脑部综合征。

二、病因

（一）病因分类

原发性（特发性）癫痫	继发性（症状性）癫痫
1. 尚未发现可以解释本病的病理变化或代谢异常 2. 发作与遗传因素有关 3. 多见于幼儿和青少年时发病 4. 抗癫痫药物反应较好	1. 见于多种脑部疾病和引起脑组织代谢障碍的一些全身性疾病 2. 药物疗效较差

（二）病因

1. 遗传因素

2. 脑部因素

（1）先天性疾病：染色体异常、先天性脑积水、小头畸形、脑皮质发育不全等。

（2）外伤。

（3）高热惊厥后遗症。

（4）感染。

（5）脑血管疾病。

（6）颅内肿瘤。

（7）变性疾病：结节硬化病、阿尔茨海默（Alzheimer）病、匹克（Pick）病。

3. 全身因素

（1）中毒：一氧化碳、乙醇中毒，以及全身性疾病如妊娠高血压综合征、尿毒症等。

（2）营养代谢性疾病：佝偻病、胰岛细胞瘤所致低血糖、甲状腺功能亢进、甲状旁腺功能减退和维生素 B_6 缺乏症等。

（3）心血管疾病：Adams – Stokes 综合征、高血压脑病等。

4. 其他因素

（1）多种特发性癫痫的外显率和年龄密切相关，如婴儿痉挛多在1周岁内起病，儿童失神癫痫多在6~7岁时起病。

（2）在女性患者中，任何类型的发作通常在经期或排卵期加频或加重。

（3）全身性强直 – 阵挛发作（GTCS）常在晨醒后和睡前发作。

（4）睡眠不足、疲劳、饥饿、便秘、饮酒、情感冲动以及各种一过性代谢紊乱和过敏反应，都能激发发作。

三、临床表现

特点：发作性、短暂性、重复性、刻板性。

（一）部分性发作：大脑半球局部神经元放电异常

分类		表现
单纯部分性发作： ①发作时程短（一般不超过1分钟） ②发作起始与结束均较突然 ③无意识障碍	部分运动性发作	1. 身体某一局部不自主抽动（多见于一侧眼睑、口角、手或足趾，也波及一侧面部或肢体） 2. 病灶：多在中央前回附近 3. 几种常见的发作形式：Jackson发作、Todd发作、旋转性发作、姿势性发作、发音性发作
	部分感觉性发作	1. 身体一侧的麻木感和针刺感（多发生在口角、舌、手或足趾） 2. 病灶：中央后回附近躯体感觉区 3. ①特殊性感觉性发作：视觉性（闪光或黑矇）、听觉性、嗅觉性和味觉性 ②眩晕性发作：坠落感、飘动感或水平/垂直运动感

续表

分类		表现
	自主神经性发作	1. 苍白、面部及全身潮红、多汗、立毛、瞳孔散大、呕吐、腹痛、肠鸣、烦渴和欲排便感等 2. 病灶: 岛叶、丘脑及周围（边缘系统） 3. 易扩散出现意识障碍, 成为复杂性部分发作的一部分
	精神性发作	1. 各种类型的记忆障碍、情感障碍、错觉、复杂幻觉等 2. 病灶: 边缘系统 3. 可单独出现, 常为复杂性部分发作的先兆, 也可继发全面 - 强直阵挛发作
复杂部分性发作 （精神运动发作、颞叶癫痫） 病灶: 多在颞叶也可见于额叶、嗅皮质等部位	仅表现为意识障碍	1. 一般表现为意识模糊、意识丧失较少见 2. 表现类似失神（发作中精神性或精神感觉性成分存在, 意识障碍常被掩盖） 3. 小儿应与发作性发作相鉴别
	表现为意识障碍和自动症	1. 可从先兆开始, 随后出现意识障碍、呆视和动作停止（先兆: 痫性发作出现意识丧失前部分, 患者对此保留意识） 2. 发作持续1~3分钟 3. 自动症在意识障碍的基础上发生, 伴有遗忘（非复杂部分性发作所特有, 在其他发作或发作后意识障碍情况下也可出现, 复杂性部分发作自动症最常见）
	表现为意识障碍与运动症状	1. 可表现为开始即出现意识障碍和各种运动症状（特别在睡眠中发生, 可能与放电扩散较快有关） 2. 运动症状与放电起源部位及扩散过程累及区域有关（运动症状可为局灶性或不对称强直、阵挛和变异性肌张力动作）
部分发作继发全面发作	单纯部分性发作 ⟹ 复杂部分性发作 单纯或复杂部分性发作 ⟹ 全面强直阵挛发作	

（二）全面性发作

1. 发作起源于双侧脑部（症状学和脑电图示）。

2. 多在发作期就有意识丧失。

全面强直 - 阵挛发作（GTCS）	1. 主要临床特征: 意识丧失、双侧强直后出现阵挛	强直期	1. 表现: 全身骨骼肌持续性收缩 2. 持续10~20秒进入阵挛期 3. EEG: 开始逐渐增强的10次/秒棘波样节律, 后频率不断降低, 波幅升高	1. 可发生舌咬伤 2. 并伴呼吸暂停、血压升高、心率加快、瞳孔散大、光反射消失 3. Babinski 征为阳性

续表

全面强直-阵挛发作（GTCS）	2. 可由部分性发作演变而来 3. 早期出现意识丧失、跌倒。随后发作分3期。（见右表） 4. 从发作到意识恢复约历时5~15分钟 5. 醒后常感头痛、全身酸痛、嗜睡，部分有意识模糊	阵挛期	1. 交替性抽动，阵挛频率逐渐变慢，松弛时间延长 2. 可持续30~60秒或更长 3. EEG：弥漫性慢波伴间歇性棘波
		发作后期	1. 期间尚有阵挛（面肌舌肌为主-牙关紧闭-舌咬伤） 2. 全身肌肉松弛（括约肌松弛-尿失禁） 3. 呼吸首先恢复，意识逐渐恢复 4. EEG：呈明显的脑电抑制，发作时间愈长，抑制愈明显
强直性发作	①多见于弥漫性脑损害的儿童，睡眠中发作较多 ②表现：全身骨骼肌强直性收缩（与GTCS中强直期相似），常伴明显的自主神经症状，发作时处站立位可剧烈发作 ③发作持续：数秒至数十秒 ④EEG：典型发作期EEG为暴发性多棘波		
阵挛性发作	①几乎都发生在婴儿期 ②特征：重复阵挛性抽动伴意识丧失，之前无强直期（婴儿发作的特征：对侧对称或某一肢体为主的抽动，幅度、频率和分布改变） ③持续1分钟至数分钟 ④EEG：缺乏特异性，可见快活动、慢波及不规则棘波		
失神发作	典型失神发作	①儿童期起病，青春期前停止发病 ②特征性表现：突然短暂的（5~10秒）和正在进行的动作中断，双眼茫然凝视、呼之不应，可伴简单自动性动作或伴失张力如手中持物坠落或轻微阵挛，一般不会跌倒，事后对发作全无记忆，每日可发作数次至数百次 ③发作后立即清醒，无明显不适，可继续先前活动，醒后不能回忆 ④EEG：呈双侧对侧3Hz棘-慢综合波	
	不典型失神发作	①多见于弥漫性脑损害患儿（预后较差） ②起始和终止均较典型失神缓慢，除意识丧失外，常伴肌张力降低，偶尔有肌阵挛 ③EEG：较慢的（2.0~2.5Hz）不规则棘-慢波或尖—波，偶尔活动异常	

续表

肌阵挛发作	1. 可见于任何年龄：常见于预后较好的特征性癫痫患者，如婴儿良性阵挛性癫痫；也可见于罕见的遗传性神经病变以及弥漫性脑损害 2. 表现为快速、短暂、触电样肌肉收缩（可遍及全身，也可限于某个肌群或某个肢体），常成簇发生，光声刺激可诱发 3. EEG：发作期多为棘－慢波
失张力发作	1. 姿势性张力丧失导致：部分或全身肌肉张力改变——垂颈、张口、肢体下垂（持物坠落）；躯干失张力跌倒或猝倒发作 2. 持续数秒至1分钟，时间短暂者意识障碍可不明显 3. EEG：棘－慢波或低电位活动

（三）2001年ILAE提出的临床经验的癫痫发作类型

痴笑发作	1. 发作特点：没有诱因的、刻板的、反复发作的痴笑，常伴其他癫痫表现（痴笑是这种发作的主要特点，也可以哭为主要临床表现） 2. EEG：发作期和发作间期有痫样放电
持续性先兆	1. 作为一种亚型，也将其视为部分感觉性癫痫的同义词 2. 从临床观点看，分为4个亚型：躯体感觉、特殊感觉、自主神经症状明显的持续性先兆、精神症状的持续性先兆

四、诊断

（一）确定诊断

1. 病史　诊断癫痫的主要依据。

2. 脑电图　诊断癫痫重要的辅助诊断依据。

3. 抗癫痫药物的效应　正确的药物治疗可使90%以上的患者获得满意效果。

（二）病因诊断

五、治疗

（一）发作时的治疗

1. 一般处理

（1）癫痫发作多有自限性，多数患者不需要特殊处理。

（2）强直－阵挛性发作可扶助患者卧倒，防止跌伤或伤人。

（3）解松衣领及裤带，保持呼吸道通畅。

（4）抽搐时不可过分按压患者肢体，以免发生骨折或脱臼；在关节部位垫上软物防止擦伤。

（5）将头部转向一侧，让分泌物及呕吐物流出口腔，以防窒息。

（6）多次发作者，可肌注苯巴比妥 0.2g，每日两次。

（7）对自动症患者，在保证安全的前提下，不要强行约束患者，防止自伤和伤人。

2. 癫痫持续状态的急救。

（二）发作间歇期的治疗

1. 治疗原则

（1）早期治疗。

（2）选药与用药个体化

①最主要依据癫痫的类型。从小剂量开始，逐渐增大剂量，达到既能有效控制发作，又无明显副作用。不能达此目的，宁可满足部分控制，也不要出现副作用。

②单一药物治疗是应遵守的基本原则。如治疗无效可换另一种单药，换药期间有 5～10 天过渡期。

③联合用药有一定条件。

④根据药物性质可将日剂量分次服用。

（3）观察药物的疗效及毒副作用。

（4）停药

①全身强直－阵挛性发作、强直性发作、阵挛性发作，完全控制 4～5 年后；失神发作停止半年后。

②停药后有个缓慢减药的过程，一般情况这个时期不应少于 1 年。

③有自动症患者可能需长期服药。

（5）病因治疗。

（6）其他：严禁无故停药，以免导致癫痫持续状态。

2. 常用癫痫药物的选择

发作类型	传统抗癫痫药	新抗癫痫药
部分性发作和部分性继发全身性发作	卡马西平、丙戊酸、苯妥英钠、苯巴比妥	左乙拉西坦、拉莫三嗪、托吡酯、奥卡西平
全身强直-阵挛性发作	丙戊酸、卡马西平、苯妥英钠	托吡酯、拉莫三嗪、奥卡西平、加巴喷丁、左乙拉西坦
强直性发作	苯妥英钠、丙戊酸	托吡酯、拉莫三嗪、唑尼沙胺、左乙拉西坦
阵挛性发作	卡马西平、丙戊酸	左乙拉西坦、托吡酯、拉莫三嗪、奥卡西平
典型和非典型发作	乙琥胺、丙戊酸、氯硝西泮	拉莫三嗪
肌阵挛发作	丙戊酸、氯硝西泮	左乙拉西坦、托吡酯

＊抗癫痫药按上市时间分为老和新抗癫痫药。丙戊酸以前上市的药物称为老的或传统的抗癫痫药，以后上市的称为新抗癫痫药。

新老抗癫痫药在总疗效上没有明显差异，但新癫痫药总体安全性好一些。

巩固与练习

1. 下列各项**不是**癫痫的共同特征的是（　　　）

　　A. 发作性　　　B. 重复性　　　C. 刻板性　　　D. 周期性

　　E. 短暂性

2. 诊断癫痫最主要的依据是（　　　）

　　A. 病史　　　B. 查体　　　C. 脑电图　　　D. CT

　　E. MRI

3. 单纯性部分性发作**不包括**的是（　　　）

　　A. 部分感觉性发作　　　　　B. 自主神经性发作

　　C. 部分运动性发作　　　　　D. 肌阵挛发作

　　E. 精神性发作

4. 复杂部分性发作最常见的临床表现是（　　　）

A. 意识障碍和自动症　　　　　B. 意识障碍和肌阵挛

C. 意识障碍和特殊姿势　　　　D. 只有意识障碍

E. 意识障碍和肢体强直

5. 下列癫痫一经诊断，就应用药的情况是（　　　）

A. 首次发作　　　　　　　　　B. 一年发作一次

C. 一年发作两次　　　　　　　D. 一生中偶发几次

E. 半年内发作两次

6. 癫痫发作时的一般治疗**不包括**的是（　　　）

A. 防止跌伤和舌咬伤

B. 将头部转向一侧，清理口腔，防止窒息

C. 解开衣领和裤带，保持呼吸道通畅

D. 抽搐时按压固定患者肢体

E. 若抽搐时间过长，可给苯巴比妥钠肌肉注射

7. 抗癫痫药物的应用**不正确**的是（　　　）

A. 尽可能单药治疗

B. 发作控制后立即停药

C. 换药期间应有 5～7 天的过渡期

D. 增药可适当快，减药要慢，逐渐减量

E. 70%～80% 患者单药治疗可以控制发作

8. 全面强直－痉挛性发作的癫痫首选药物是（　　　）

A. 丙戊酸钠　　B. 卡马西平　　C. 氯硝西泮　　D. 苯妥英钠

E. 促肾上腺皮质激素

参考答案

1. D　2. A　3. D　4. A　5. A　6. D　7. B　8. A

第二章　急性脑血管病

【考点重点点拨】

1. 病因及临床表现
2. 诊断与鉴别诊断
3. 实验室及其他检查
4. 治疗

第一节　短暂性脑缺血发作

一、定义

1. 短暂性脑缺血发作（TIA）指时间短暂并经常反复发作的脑局部供血不足引起的供血区域局限性脑功能障碍。
2. 每次发作数分钟至 1 小时，不超过 24 小时即完全恢复。
3. 无责任病灶的证据。

二、病因

TIA 的发病与动脉粥样硬化、动脉狭窄、心脏病、血液成分改变及血流动力学变化等多种病因有关。

三、临床表现

1. 好发于中年人，男性多于女性。
2. 多伴有脑血管病危险因素（高血压、动脉粥样硬化、糖尿病、高脂血症等）。
3. 发病突然，最长时间不超过 24 小时，不留后遗症状。

4. 一般神经功能缺损的范围和严重程度比较有限。

5. 常反复发作，每次发作表现相似。

受累部位	临床表现
颈内动脉系统	1. 常见症状为对侧发作性肢体单瘫、轻偏瘫、麻木感和/或对侧面部轻瘫 2. 人格和情感障碍，对侧下肢无力——大脑前动脉（ACA） 3. 特征性体征有眼动脉交叉瘫（病侧一过性黑矇或失明、视野模糊、对侧偏瘫及感觉障碍）和 Horner 征交叉瘫（病侧 Horner 征、对侧偏瘫）——颈内动脉（ICA） 4. 非优势半球受损出现空间定向障碍，优势半球受累出现暂时性失语——大脑中动脉（ANA）
椎基底动脉系统	1. 最常见的表现：眩晕、平衡障碍、眼球运动异常和复视 2. 几种特殊表现的临床综合征： ①跌倒发作；②短暂性全面性遗忘；③双眼视力障碍发作 3. 可有单侧或双侧面部、口周麻木，单独出现或伴有对侧肢体瘫痪、感觉障碍，呈典型或不典型的脑干缺血综合征

四、诊断与鉴别诊断

（一）诊断

1. TIA 发作为一过性。

2. 诊断主要依据为病史。

3. 突然的局限性神经功能缺失。

4. 发作通常数秒钟或者 1 分钟，24 小时内（多数 1 小时内）完全恢复。

5. 新近的神经影像学检测技术，如 DWI、PWI 和 SPECT 等有助于 TIA 的早诊断。

（二）鉴别诊断

1. 癫痫的部分性发作（特别是单纯部分发作）

（1）常表现为肢体抽搐或麻木针刺感（持续几秒或几分钟；从躯体一处开始并向周围扩散）。

（2）可能有脑电图异常。

（3）CT/MRI 检查可发现脑内局灶性病变。

2. 梅尼埃病

（1）发作性眩晕，恶心呕吐——与椎—基底动脉 TIA 相似。

（2）发作持续时间往往超过 24 小时。

（3）伴耳鸣、耳阻塞感，反复发作后耳听力逐渐减退等症状。

（4）除眼球在震颤外无其他神经系统定位体征。

（5）发病年龄多在 50 岁以下。

3. 心脏疾病（阿 - 斯综合征）

（1）头昏、晕倒和意识丧失——阵发性全脑供血不足。

（2）常无神经系统局灶症状和体征。

（3）动态心电图监测、超声心动图检查常有异常。

4. 其他

（1）颅内肿瘤、脓肿、硬膜下血肿、脑内寄生虫等——可能出现类似 TIA 发作。

（2）自主神经功能不完全（原发或继发）——因血压或心律急剧变化——短暂性全脑供血不足。

（3）椎基底动脉型偏头痛，常有后循环缺血发作。

五、治疗

TIA 是急症，发病后的 2～7 天内为卒中高风险期，对患者进行紧急评估与干预可以减少卒中的发生。

1. TIA 短期卒中风险评估。

2. 药物治疗

（1）抗血小板治疗：非心源性栓塞性 TIA 推荐。

（2）抗凝治疗：心源性栓塞性 TIA 推荐。

（3）扩容治疗：纠正低灌注，适用于血流动力学 TIA。

（4）溶栓治疗：新近发生符合传统 TIA 定义的患者临床症状再次发作，已明确诊断为脑梗死。

（5）其他：高纤维蛋白血症的 TIA 患者，可选降纤酶治疗。

3. TIA 的外科治疗。

4. 控制危险因素。

巩固与练习

1. 颈内动脉系统短暂性脑缺血发作最常见的临床表现是（　　　）

   A. 对侧偏瘫　　　　　　　　B. 同侧单眼失明

   C. 共济失调　　　　　　　　D. 对侧偏身感觉障碍

   E. 对侧上肢或下肢一过性无力或轻偏瘫

2. 椎－基底动脉系统短暂性脑缺血发作最常见的临床表现是（　　　）

   A. 复视　　　　　　　　　　B. 眩晕、恶心、呕吐

   C. 吞咽困难　　　　　　　　D. 跌倒发作

   E. 耳鸣和耳聋

3. 下列表现为跌倒发作的疾病是（　　　）

   A. 大脑前动脉血栓形成　　　B. 大脑后动脉血栓形成

   C. 大脑中动脉血栓形成　　　D. 颈内动脉血栓形成

   E. 椎－基底动脉短暂性脑缺血发作

4. 短暂性脑缺血发作的药物治疗**不包括**的是（　　　）

   A. 抗凝　　　　　　　　　　B. 降低颅内压

   C. 扩血管药物　　　　　　　D. 脑保护剂

   E. 抗血小板聚集

5. 短暂性脑缺血发作的诊断依据**不包括**的是（　　　）

   A. 一过性发作　　　　　　　B. 反复发作性

   C. 眩晕、频繁呕吐　　　　　D. 局限性的脑功能障碍

   E. 发作时间不超过24小时

6. 下列情况可出现病灶侧单眼一过性黑矇的是（　　　）

   A. 大脑后动脉血栓形成

   B. 颈内动脉系统短暂性脑缺血发作

   C. 椎－基底动脉系统短暂性脑缺血发作

   D. 大脑前动脉血栓形成

   E. 颈内动脉血栓形成

参考答案

   1. E　2. B　3. E　4. B　5. C　6. B

第二节 脑 梗 死

一、定义

脑梗死（CI），又称缺血性脑卒中（CIS），脑部血液循环缺血、缺氧引起的局限性脑组织的缺血性坏死或脑软化。

二、分型

当前国际广泛使用的 TOAST 分型将脑梗死按病因的不同分为五型：大动脉粥样硬化型、心源性栓塞型、小动脉闭塞型、其他明确病因型和不明原因型。

（一）大动脉粥样硬化性脑梗死

大动脉粥样硬化性脑梗死是脑梗死中最常见的类型。

1. 病因及发病机制　其病因主要是各种原因导致的颅内及颈部大动脉粥样硬化，另外也包括主动脉弓粥样硬化。大动脉粥样硬化导致脑梗死的机制主要包括血栓形成、动脉到动脉栓塞、载体动脉病变堵塞穿支动脉及低灌注。

2. 临床表现　中老年患者多见，病前有脑梗死的危险因素，如高血压、糖尿病、冠心病及血脂异常等。部分病例在发病前可有 TIA 发作。临床表现取决于梗死灶的大小和部位，主要为局灶性神经功能缺损的症状和体征。

闭塞部位		临床症状
1. 颈内动脉系统（前循环）脑梗死	颈内动脉闭塞	取决于侧支循环代偿的状况和发病前颈内动脉的狭窄程度。若侧支循环代偿良好，可以全无症状。若侧支循环不良，可引起 TIA，也可表现为大脑中动脉和/或大脑前动脉缺血症状，或分水岭梗死

续表

闭塞部位		临床症状
1. 颈内动脉系统（前循环）脑梗死	大脑中动脉	主要取决于病变部位及侧支循环状况 大脑中动脉主干闭塞：可出现对侧偏瘫、偏身感觉障碍和同向性偏盲，可伴有双眼向病灶侧凝视，优势半球受累可出现失语，非优势半球受累可有体象障碍。主干闭塞引起大面积的脑梗死，患者多有不同程度的意识障碍，脑水肿严重时可导致脑疝形成，甚至死亡 皮层支闭塞引起的偏瘫及偏身感觉障碍：以面部和上肢为重，优势半球受累可出现失语，意识水平不受影响 深穿支闭塞：更为常见，表现为对侧偏瘫，肢体、面和舌的受累程度均等，对侧偏身感觉障碍，可伴有偏盲、失语等
	大脑前动脉	若前交通动脉开放，一侧大脑前动脉近段闭塞可完全无症状 非近段闭塞时：出现偏瘫，上肢重于下肢，轻度感觉障碍，优势半球受累可见 broca 失语，可伴有尿失禁及对侧强握反射等 深穿支闭塞：出现对侧面、舌瘫及上肢轻瘫痪 双侧大脑前动脉闭塞：可见淡漠、欣快等精神症状，双下肢瘫痪，尿潴留或尿失禁，强握等原始反射
2. 椎基底动脉系统（后循环）脑梗死	大脑后动脉	取决于动脉闭塞位置及 willis 环的代偿功能 主干闭塞：对侧偏盲、偏瘫及偏身感觉障碍，丘脑综合征，优势半球受累可伴有失读 皮质支闭塞：双眼对侧视野同向偏盲，偶为象限盲，可伴有幻视、视物变形及视觉失认，优势半球受累见失读及命名性失语等，非优势半球受累可有体象障碍 双侧大脑后动脉皮层支闭塞：表现为双眼全盲，光反射存在，可伴有不成形的幻视发作；累及颞叶的下内侧时，可出现严重记忆损害 深穿支闭塞：①丘脑膝状体动脉闭塞出现丘脑综合征：对侧偏身感觉障碍（深感觉障碍为主），自发性疼痛，感觉过度，轻偏瘫，共济失调，舞蹈—手足徐动。②丘脑穿动脉闭塞出现红核丘脑综合征：病灶侧舞蹈样不自主运动、意向性震颤、小脑性共济失调，对侧偏身感觉障碍。③中脑脚间支闭塞出现 Weber 综合征：同侧动眼神经麻痹，对侧偏瘫；或 Benedikt 综合征：同侧动眼神经麻痹，对侧不自主运动
	椎动脉	若两侧椎动脉粗细差别不大，一侧闭塞时，通过对侧代偿，可以无明显症状；若脑干仅由一侧椎动脉供血，供血支动脉闭塞时，症状较为严重 延髓背外侧综合征：在小脑后下动脉，或椎动脉供应延髓外侧的分支闭塞时发生。表现为眩晕、恶心、呕吐和眼球震颤；声音嘶哑、吞咽困难和饮水呛咳；病灶侧小脑性共济失调；交叉性感觉障碍；病灶同侧 Horner 征等
	基底动脉	基底动脉主干闭塞：表现为眩晕、恶心和呕吐、眼球震颤、复视、构音障碍、吞咽困难及共济失调，病情进展迅速可出现延髓性麻痹、四肢瘫、昏迷、中枢性高热，应激性溃疡，常导致死亡 基底动脉分支闭塞时会引起脑干和小脑的梗死，表现为各种临床综合征：脑桥前下部综合征、闭锁综合征、基底动脉尖综合征

3. 辅助检查

项目	意义
血液化验及心电图检查	有利于发现脑梗死的危险因素
头颅 CT	是急性脑卒中最常用的检查，对发病早期脑梗死与脑出血的识别很重要
MRI	脑梗死数小时后，即可显示病变区域，与 CT 相比，MRI 可以发现脑干、小脑梗死及小灶梗死
经颅多普勒及颈动脉超声检查	通过 TCD 可发现颅内大动脉狭窄、闭塞，评估侧支循环的情况，进行微栓子监测，在血管造影前评估脑血液循环状况。通过颈动脉超声对颈动脉和椎基底动脉的颅外段进行检查，可显示动脉硬化斑块、血管狭窄及闭塞
血管造影数字减影	可显示脑部大动脉的狭窄、闭塞和其他血管病变

4. 诊断　中、老年患者，有动脉粥样硬化及高血压等脑卒中的危险因素，安静状态下或运动中起病，病前可有反复的 TIA 发作，症状常在数小时或数天内达高峰，出现局灶性的神经功能缺损，梗死的范围与某一脑动脉的供应区域相一致。头部 CT 在早期多正常，24~48 小时内出现低密度病灶。DWI 和 PWI 有助于早期诊断，血管造影可发现狭窄或闭塞的动脉。

5. 鉴别诊断

疾病	表现与鉴别
脑出血	多于运动中或情绪激动时起病，多有高血压病史，病情进展快，头痛、恶心、呕吐多见，常出现意识障碍、偏瘫和其他神经系统局灶性症状 头颅 CT 或 MRI 有助于明确诊断
蛛网膜下腔出血	各年龄组均可见，以青壮年多见，多在动态时起病，病情进展急骤，头痛剧烈，多伴有恶心、呕吐，多无局灶性神经功能缺损的症状和体征 头颅 CT、MRI 及脑脊液检查有助于明确诊断
硬膜下血肿或硬膜外血肿	多有头部外伤史，病情进行性加重，出现急性脑部受压的症状。某些硬膜下血肿，外伤史不明确，发病较慢，老年人头痛不重，应注意鉴别 头部 CT 检查在颅骨内板的下方，可发现梭形或新月形高密度区，骨窗可见颅骨骨折线

续表

疾病	表现与鉴别
颅内占位性病变	颅内肿瘤或脑脓肿也可急性发作，引起局灶性神经功能缺损，类似于脑梗死。脑脓肿可有身体其他部位感染或全身性感染的病史 头颅 CT 或 MRI 有助于明确诊断

6. 治疗

（1）一般治疗

项目	步骤
保持呼吸道通畅及吸氧	气道功能严重障碍者，应给予气道支持及辅助呼吸，合并低氧血症患者应给予吸氧
调控血压	高血压准备溶栓者，血压应控制在收缩压 < 185mmHg，舒张压 < 110mmHg，缺血性脑卒中后 24 小时内血压升高的患者应谨慎处理 低血压，卒中患者低血压可能的原因有主动脉夹层，血容量减少以及心输出量减少等，查明原因，相应处理，必要时采用扩容升压措施
控制血糖	当患者血糖增高并超过 11.1mmol/L 时，应给予胰岛素治疗，将血糖控制在 7.8~10.0mmol/L 低血糖时，可给予葡萄糖口服或注射治疗，严重低血糖时应首先给予50% 葡萄糖 20~40ml 静脉注射
降颅压治疗	常用的降颅压药物为甘露醇，呋塞米和甘油果糖
应对吞咽困难	治疗目的是预防吸入性肺炎，避免因食物摄取不足导致的液体缺失和营养不良，以及重建吞咽功能
应对发热，感染	发热主要源于下丘脑体温调节中枢受损或并发感染。中枢性高热患者应以物理降温为主，疑有肺炎，泌尿系感染的发热患者应给予抗生素治疗，但不推荐预防性使用抗生素
控制上消化道出血	胃内灌洗，静脉应用生长抑素及质子泵抑制剂，防治休克
控制水电解质紊乱	纠正高钠血症不宜过快，以免引起脑水肿
应对心脏损伤	早期密切观察心脏情况，必要时进行动态心电监护及心肌酶谱检查
控制癫痫	孤立发作一次或急性期痫性发作控制后，不建议长期使用抗癫痫药，卒中后 2~3 个月再发癫痫，建议按癫痫常规治疗进行长期药物治疗
控制深静脉血栓形成和肺栓塞	卒中后鼓励患者尽早活动，抬高下肢，尽量避免下肢静脉输液。对于发生 DVT 及 PE 风险高且无禁忌者，可给予皮下注射低分子肝素治疗，有抗凝禁忌者给予阿司匹林治疗

（2）特殊治疗

1）溶栓治疗

静脉溶栓的适应证：①年龄≥18岁；②发病4.5小时以内（rt-PA）或6小时以内（尿激酶）；③诊断为缺血性脑卒中，具有明确的神经功能缺损；④脑CT已排除颅内出血；⑤患者或家属签署知情同意书。

静脉溶栓的禁忌证：①既往有颅内出血病史；②症状提示蛛网膜下腔出血；③存在颅内肿瘤、动静脉畸形或动脉瘤；④近3个月有严重头颅外伤史或脑梗死病史，但不包括陈旧小腔隙梗死未遗留神经功能症状及体征；近1周内有不易压迫止血部位的动脉穿刺史；⑤近期有颅内或椎管内手术史；⑥严重心、肝、肾功能不全或严重糖尿病患者；⑦伴有活动性出血；⑧急性出血倾向者；⑨血糖＜2.7mmol/L，收缩压＞185mmHg，或舒张压＞110mmHg，或在时间窗内不能安全的将血压控制在要求范围内；⑩CT显示低密度范围大于1/3大脑半球。

2）抗血小板聚集治疗：不符合溶栓适应证且无禁忌证的缺血性脑卒中患者应在发病后尽早给予口服阿司匹林。

3）抗凝治疗：①普通肝素100mg加入5%葡萄糖或0.9%生理盐水500ml中，以每分钟10~20滴的速度静脉滴注；②低分子肝素，4000~5000IU，腹壁皮下注射，每日2次；③华法林1~3mg，每日一次，口服，3~5天后改为2.5~5mg维持，并参考国际标准化比值（INR）调整剂量，使INR控制在2.0~3.0。

4）降纤治疗：对不适合溶栓并进行严格筛选的脑梗死患者，特别是高纤维蛋白血症者可以选用降纤治疗。

5）神经保护治疗：目前缺乏有说服力的大样本临床观察资料。

6）其他疗法：①丁基苯酞；②人尿激肽原酶；③扩容治疗。

7）中医中药治疗：多种药物如三七、丹参、红花、水蛭、地龙、银杏叶制剂等国内常有应用。

8）出血转化治疗：症状性出血转化时应停用抗栓治疗。

9）外科或介入治疗：对大脑半球的大面积梗死，可施行开颅减压术或（和）部分脑组织切除术。

10）康复治疗：病情稳定后应尽早进行，康复的目的是减轻脑卒中引起的功能缺损，提高患者的生命质量。

（二）心源性脑栓塞

1. 病因及发病机制　引起心源性脑栓塞的心脏疾病有心房颤动、心房扑动、心脏瓣膜病、人工心脏瓣膜、感染性心内膜炎、心肌梗死、心肌病、心力衰竭、心脏黏液瘤等。心房颤动是心源性脑栓塞中最常见的病因。

2. 临床表现

发病年龄	任何年龄均可发病
病史	多有心房颤动或风湿性心脏病等病史
诱因	一般发病无明显诱因，也很少有前驱症状

临床症状取决于栓塞的血管及阻塞的位置，表现为局灶性神经功能缺损。症状常在数秒或数分钟内达到高峰，多为完全性卒中。起病后多数患者有意识障碍，但持续时间常较短，当颅内大动脉或椎–基底动脉栓塞时，脑水肿导致颅内压增高，短时间内患者出现昏迷。心源性脑栓塞造成急性脑血液循环障碍，引起癫痫发作，其发生率高于大动脉粥样硬化性脑梗死。

患者可有心房颤动、风湿性心内膜炎、心肌梗死等疾病的表现，或有心脏手术及介入性治疗等病史。部分患者有皮肤、黏膜栓塞或其他脏器栓塞的表现。

3. 辅助检查

（1）常规进行心电图、胸部 X 线和超声心动图检查：怀疑感染性心内膜炎时，应进行血常规、血沉、血细菌培养等检查。特殊检查还包括 24 小时 Holter 监测、经食管超声心动图等。

（2）头部 CT 及 MRI：可显示脑栓塞的部位和范围。

（3）脑脊液检查：压力正常或升高，在出血性梗死时可有红细胞增多。

4. 诊断　任何年龄均可发病，可有心房颤动或风湿性心脏病等病史。起病急，症状常在数秒或数分钟达到高峰，表现为偏瘫、失语等局灶性神经功能缺损。头部 CT 和 MRI 有助于明确诊断。

5. 治疗 与大动脉粥样硬化性脑梗死的基本治疗原则相似，急性期应注意休息，避免活动量过大，降低再发的风险。

（三）小动脉闭塞性脑梗死

1. 病因及发病机制 病因主要为高血压引起的脑部小动脉玻璃样变、动脉硬化性病变或纤维样坏死等。部分患者有糖尿病史，进而发生小血管病变。小穿支动脉粥样硬化、血管炎及遗传性疾病等也可导致小穿支动脉闭塞。常见的发病部位有壳核、尾状核、内囊、丘脑及脑桥等。

2. 临床表现 多见于中老年，长期高血压病史。急性起病，一般无头痛，也无意识障碍。小动脉闭塞性脑梗死多数表现为腔隙性脑梗死，临床常见的有 4 种。

类型	表现
纯运动性轻偏瘫	最常见类型。偏瘫累及同侧面部和肢体，瘫痪程度大致均等，不伴有感觉障碍、视野改变及语言障碍。病变部位在内囊、放射冠或脑桥等处
构音障碍 - 手笨拙综合征	构音障碍、吞咽困难、病变对侧面瘫、手轻度无力及精细运动障碍。病变部位常位于脑桥基底部或内囊
纯感觉性卒中	偏身感觉障碍，可伴有感觉异常，病变位于丘脑腹后外侧核
共济失调性轻偏瘫	轻偏瘫，合并有瘫痪侧肢体共济失调，常下肢重于上肢。病变多位于脑桥基底部、内囊或皮质下白质

反复发作，引起多发性腔隙性脑梗死，常累及双侧皮质脊髓束和皮质脑干束，出现假性延髓性麻痹、认知功能损害、痴呆、帕金森综合征等表现。

3. 辅助检查 影像学检查是确诊的主要依据。头部 CT 检查可发现病变部位出现低密度改变，对于小病灶或病灶位于脑干时，应进行头 MRI 检查。DWI 对于诊断更有帮助。

4. 诊断 中老年患者，有多年高血压病史，急性起病，出现局灶性神经功能缺损，头部 CT 或 MRI 检查可发现相应的脑部有符合小穿支动脉闭塞特征的病灶，可作出诊断。

5. 治疗　可参考"大动脉粥样硬化性脑梗死"。

巩固与练习

1. 大脑中动脉血管闭塞最容易导致的临床表现是（　　　）

　　A. 失语　　　　B. 吞咽困难　　C. 偏瘫　　　　D. 面瘫

　　E. 共济失调

2. 最早能显示脑梗死缺血病灶的影像学检查是（　　　）

　　A. CTA　　　　B. MRI　　　　C. TCD　　　　D. MRA

　　E. 血管彩超

3. 脑血栓形成的最常见病因是（　　　）

　　A. 血压偏低　　　　　　　　B. 各种动脉炎

　　C. 高血压　　　　　　　　　D. 红细胞增多症

　　E. 脑动脉粥样硬化

4. 大脑前动脉闭塞时，受损会导致排尿障碍的部位是（　　　）

　　A. 额极　　　　　　　　　　B. 扣带回

　　C. 额叶底部　　　　　　　　D. 旁中央小叶

　　E. 胼胝体前

5. 可引起延髓背外侧综合征病变的血管是（　　　）

　　A. 大脑前动脉　　　　　　　B. 大脑后动脉

　　C. 大脑中动脉　　　　　　　D. 椎动脉或小脑后下动脉

　　E. 小脑前下动脉

6. 关于脑栓塞的临床表现**不正确**的是（　　　）

　　A. 起病急骤

　　B. 常见脑膜刺激征

　　C. 多数患者较年轻

　　D. 多患有风湿性心脏病

　　E. 常发生局灶性癫痫发作、偏瘫、失语

7. 一侧颈内动脉闭塞可以**不出现**临床症状的原因是（　　　）

　　A. 对侧颈内动脉未闭塞

B. 颅内血管变异

C. 同侧颈外动脉未闭塞

D. 正常的脑底动脉环可迅速建立侧支循环

E. 双侧椎动脉末端未闭塞

8. 脑梗死的 OCSP 临床分型**不包括**的是（　　）

A. 腔隙性梗死　　　　　　　　B. 后循环梗死

C. 部分性后循环梗死　　　　　D. 部分前循环梗死

E. 完全前循环梗死

参考答案

1. C　2. B　3. E　4. D　5. D　6. B　7. D　8. C

第三节　脑栓塞

一、定义

各种栓子随血流进入颅内动脉⟹管腔闭塞或严重狭窄⟹相应供血区脑组织发生缺血性坏死及功能障碍⟹一组临床综合征。

约占全部脑梗死的 1/3；临床上主要指心源性脑栓塞。

二、病因

心源性	1. 栓子在心内膜和瓣膜产生，脱落后入脑致病；约占脑栓塞的 60% ~75% 2. 主要见于：心房颤动（心源性脑栓塞最常见的原因）、心脏瓣膜病、心肌梗死和其他疾病（心房黏液瘤、二尖瓣脱垂等）
非心源性	1. 心脏以外的栓子随血流入脑造成脑栓塞 2. 常见原因：动脉粥样硬化斑块脱落性血栓栓塞、脂肪栓塞、空气栓塞、癌栓塞和其他（感染性脓栓、寄生虫栓、异物栓）
来源不明性	少数疾病查不到栓子来源

三、临床表现

（一）一般特点

1. 可发生于任何年龄，以青壮年多见。

2. 多在活动中急骤发病，无前驱症状，局灶性神经体征在数秒至数分钟达到高峰，多表现为完全性卒中。

3. 大多数患者有心脏病、冠心病和严重心律失常等，或存在心脏手术、长骨骨折、血管内介入治疗等栓子源病史。

4. 有些同时并发肺栓塞、肾栓塞、肠系膜栓塞和皮肤栓塞等疾病表现。

5. 意识障碍有无取决于栓塞血管的大小和面积。

（二）临床表现

1. 不同部位血管栓塞会造成相应的血管闭塞综合征。

2. 与脑血栓相比容易复发和出血。

3. 病情波动较大，病初严重，部分临床症状可因血管再通可迅速缓解，并发出血时临床症状可急剧恶化，也可因栓塞再发导致局灶症状再次加重。

4. 感染性栓塞所致，并发颅内感染者多病情危重。

四、诊断与鉴别诊断

（一）诊断

骤然起病，数秒或数分钟达到高峰
出现偏瘫、失语等局灶神经功能缺损
既往有栓子来源基础病（如心脏病、
严重骨折病史）　⟹ 初步诊断

合并其他脏器栓塞 ⟹ 支持诊断

CT 和 MRI 检查（确定栓塞部位、数目及是否伴发出血）⟹ 有助于明确诊断

（二）鉴别诊断

与血栓性脑梗死、脑出血鉴别。

极迅速的起病过程和栓子来源可提供脑栓塞证据。

五、治疗

1. 脑栓塞治疗（与脑血栓形成治疗原则基本相同）

（1）改善循环、减轻脑水肿、防止出血、减小梗死范围。

（2）合并出血性梗死时，应暂停溶栓、抗凝和抗血小板药，防止出血加重。

2. 原发病治疗　针对治疗原发病有利于病情控制和防止复发。

3. 抗栓治疗

（1）心源性脑栓塞急性期一般不推荐抗凝治疗（反常栓塞一般推荐抗血小板治疗）。

（2）有抗凝指征但无条件使用抗凝药物时，也可采用小剂量阿司匹林（50～150mg/d）与氯吡格雷（75mg/d）联合抗血小板治疗。

（3）本病易于并发出血，溶栓治疗应严格掌握适应证。

巩固与练习

1. 脑栓塞最常见的病因是（　　　）

    A. 来源不明性栓塞　　　　　B. 心房颤动

    C. 心脏瓣膜病　　　　　　　D. 动脉粥样硬化性心脏病

    E. 脂肪栓塞

2. 脑栓塞的临床表现**错误**的是（　　　）

    A. 可发生于任何年龄，以老年多见

    B. 多在活动中急骤发病，无前驱症状

    C. 大多数患者有心脏病、冠心病和严重心律失常等

    D. 有些同时并发肺栓塞、肾栓塞、肠系膜栓塞和皮肤栓塞等疾病表现

    E. 意识障碍有无取决于栓塞血管的大小和面积

3. 对于脑栓塞的治疗，以下描述**错误**的是（　　　）

A. 改善循环、减轻脑水肿、防止出血、减小梗死范围

B. 针对治疗原发病有利于病情控制和防止复发

C. 心源性脑栓塞急性期一般推荐抗凝治疗

D. 本病易于并发出血，溶栓治疗应严格掌握适应证

E. 有抗凝指征但无条件使用抗凝药物时，也可采用小剂量阿司匹林与氯吡格雷联合抗血小板治疗

1. B　2. A　3. C

第四节　腔隙性脑梗死

一、定义

　　大脑半球或脑干深部的小穿通动脉 ⟹（长期高压等危险因素基础上）血管壁病变 ⟹ 管腔病变 ⟹ 供血动脉脑组织发生缺血性坏死（梗死灶＜1.5～2.0cm）⟹ 相应神经功能缺损的一类临床综合征。

　　坏死、缺血和液化的脑组织由吞噬细胞移走形成小空腔，故称为腔隙性脑梗死。

　　主要累及脑部的深部白质、基底核、丘脑和脑桥等部位。

二、病因

　　高血压、糖尿病等 ⟹ 小动脉及微小动脉壁脂质透明变性 ⟹ 管腔闭塞产生腔隙性病变（病变动脉多为终末动脉，侧支循环差）

三、临床表现

（一）一般特点

1. 多见于中老年患者，男性多于女性。

2. 半数以上病例有高血压病史，突然起病或逐渐起病，出现偏瘫或偏身感觉障碍等局灶症状。

3. 通常症状较轻、体征单一、预后较好，一般无头痛、颅压高和意识障碍等表现，许多患者不出现临床症状而由头颅影像学检查发现。

（二）常见的腔隙性综合征

	纯运动性轻偏瘫（PHM）	纯感觉性卒中（PSS）	共济失调性轻偏瘫	构音障碍—手笨拙综合征（DCHS）	感觉运动性卒中（SMS）
发病率	最常见类型，约占60%	较常见		约占20%	
病变部位	内囊、放射冠和脑桥	对侧丘脑腹外侧核	脑桥基底部、内囊或皮质下白质	脑桥基底部、内囊前肢及膝部	丘脑腹后核及邻近内囊后肢（丘脑膝状体动脉分支或脉络膜后动脉丘脑支闭塞所致）
表现	①对侧面部及上下肢轻度偏瘫和皮质功能障碍如失语等；②若为脑干病变多不出现眩晕、耳鸣、眼震、复视及小脑性共济失调等；③常突然发病，数小时内进展，许多患者遗留受累肢体的笨拙或运动缓慢	偏身感觉缺失，可伴感觉异常，如麻木、烧灼或沉重感、刺痛、僵硬感等	对侧轻偏瘫伴小脑性共济失调，偏瘫下肢重于上肢（足踝部明显）面部最轻，共济失调不能用物理来解释，可伴锥体束征	①起病突然，症状迅速达高峰；②表现为构音障碍、吞咽困难、病变对侧中枢性面舌瘫、面瘫侧手无力和精细动作笨拙（书写时易发现），指鼻试验不准，轻度平衡障碍	以偏身感觉障碍起病，再出现轻偏瘫

四、诊断及鉴别诊断

（一）诊断

中老年发病
长期高血压、糖尿病等危险因素病史
急性起病
出现局灶性神经功能缺损症状，临床表现为
腔隙性综合征
$\Bigg\}$ → 初步诊断

CT 或者 MRI 检查证实有与神经功能缺失一致的脑部腔隙病灶（梗死灶 <1.5～2.0cm，且梗死灶主要累及脑的深部白质、基底核、丘脑和脑桥等区域，符合大脑半球和脑干深部的小穿支动脉病变）

明确诊断

（二）鉴别诊断

需与小量脑出血、感染、囊虫病、Moyamoya 病、脑脓肿、颅外段颈动脉闭塞、脑桥出血、脱髓鞘病和转移瘤鉴别。

五、治疗（与脑血栓形成治疗类似）

1. 控制脑血管病危险因素，尤其控制高血压。

2. 可应用抗血小板聚集剂如阿司匹林，也可用钙离子拮抗剂如尼莫地平等治疗，目前没有证据表明抗凝有效。

巩固与练习

1. 腔隙性脑梗死主要累及的部位**不包括** （　　　）

　　A. 大脑皮质　　　　　　　B. 脑部的深部白质

　　C. 基底核　　　　　　　　D. 丘脑

　　E. 脑桥

2. 常见的腔隙性综合征是（　　　）

    A. 构音障碍 – 手笨拙综合征（DCHS）

    B. 感觉运动性卒中（SMS）

    C. 纯运动性轻偏瘫（PHM）

    D. 共济失调性轻偏瘫

    E. 纯感觉性卒中（PSS）

1. A　2. C

第五节　脑分水岭梗死

一、定义

脑分水岭梗死（CWSI）又称边缘带梗死，是指脑内相邻动脉供血区之间的边缘带发生的梗死，约占全部脑梗死的 10%。

二、临床类型

根据脑内血液循环分布特点，CWSI 分为皮质型和皮质下型。

类型	部位
皮质前型	大脑前动脉（ACA）与大脑中动脉（MCA）皮层支之间的分水岭区，位于额顶叶，呈带状或楔形
皮质后型	MCA 和大脑后动脉（PCA）皮层支之间的分水岭区，位于角回和顶叶后部，此型最常见
皮质上型	ACA/MCA/PCA 皮质支供血区之间的分水岭区，位于额中回，中央前、后回上部，顶上小叶和枕叶上部
皮质下前型	ACA 皮质支与回返支，MCA 的皮质支与豆纹动脉或脉络膜前动脉之间的分水岭区，位于侧脑室前角外侧，呈条索状
皮质下上型	脉络膜动脉与 MCA 之间的分水岭区的分水岭，位于侧脑室体旁，沿尾状核体外侧呈条索状前后走行
皮质下外侧型	豆纹动脉与岛叶动脉之间的分水岭，位于壳核外侧和脑岛之间

少见的 CWSI 类型有小脑分水岭梗死和脑干的分水岭梗死。

三、病因

CWSI 是在脑动脉狭窄的基础上，发生血流动力学异常，如血容量减少及体循环低血压等情况。常见病因：各种原因引起的休克、麻醉药过量，降压药使用不当，心脏手术合并低血压及严重脱水等，颈内动脉狭窄（>50%）或闭塞时，血管远端压力会受到影响，其他原因有血管内微栓子随血液进入脑动脉皮层支，或构成 Willis 环的后交通动脉直径小于 1mm 或缺如等。

四、临床表现

发病年龄：多在 50 岁以上。

病史：病前可有高血压、糖尿病、血脂异常及冠心病等，部分患者有 TIA 发作史。

病变类型	临床表现
皮质前型	以上肢为主的中枢性偏瘫及偏身感觉障碍，可伴有额叶症状，如精神障碍、强握反射等，优势半球受累有经皮质运动性失语
皮质后型	以偏盲最常见，可有皮质感觉障碍、轻偏瘫等，优势半球受累有经皮质感觉性失语，非优势半球受累有体象障碍
皮质下型	累及基底节、内囊及侧脑室体部等，主要表现为偏瘫及偏身感觉障碍等症状
后循环分水岭梗死	主要发生于小脑交界区，多在小脑上动脉和小脑后下动脉之间 表现为轻度的小脑性共济失调
脑干的分水岭梗死	常见于脑桥被盖部和基底部连接处的内侧区 可表现为意识障碍、瞳孔缩小及双眼向病灶对侧凝视等

五、辅助检查

项目	表现
头颅 CT	梗死灶呈带状或楔形低密度影，底边靠外，尖端朝内
头颅 MRI	T_1 呈低信号，T_2 呈高信号，能明确显示梗死部位及形状

续表

项目	表现
头灌注 CT、功能磁共振 DWI 和 PWI	能发现缺血损伤的程度和分布，并显示低灌注区域的范围
TCD	可发现狭窄的脑动脉及进行微栓子的监测
血管造影检查	可发现颈内动脉或其他脑内大动脉的严重狭窄或闭塞

六、诊断

多见于 50 岁以上的患者，发病前有血压下降或血容量不足的表现，出现局灶性神经功能缺损，头部 CT 或 MRI 显示在相应分水岭区存在楔形或带状梗死灶，常可以确诊。

七、治疗

首先要纠正低血压，补足血容量，并改善患者的血液高凝状态，适当扩容治疗，输液可采用生理盐水、低分子右旋糖酐或其他血浆代用品。同时积极治疗原发病。

八、预后

预后较好，出现并发症及死亡率均低。但如低灌注未得到及时纠正，则容易成为进展性卒中，病情逐渐加重。

巩固与练习

1. 脑分水岭梗死最常见的发病部位是（　　　）

A. 大脑中动脉与大脑后动脉之间的分水岭区

B. 大脑前动脉与大脑中动脉之间的分水岭区

C. 大脑前动脉、大脑中动脉、大脑后动脉皮质支供血区之间的分水岭区

D. 大脑前动脉皮质支与回返支，大脑中动脉的皮质支与豆纹动脉或脉络膜前动脉之间的分水岭区

E. 豆纹动脉与岛叶动脉之间的分水岭

2. 皮质后型脑分水岭梗死的病变部位主要在（　　　）

　A. 额顶叶

　B. 角回和顶叶后部

　C. 额中回，中央前、后回上部，顶上小叶和枕叶上部

　D. 侧脑室前角外侧

　E. 壳核外侧和脑岛之间

3. 哪一类型脑分水岭梗死可表现为轻度的小脑性共济失调（　　　）

　A. 皮质前型　　　　　　　　B. 皮质后型

　C. 皮质下型　　　　　　　　D. 后循环分水岭梗死

　E. 脑干的分水岭梗死

参考答案

1. A　2. B　3. D

第六节　脑　出　血

一、概述

1. 脑出血是指原发性非外伤性脑实质内出血，也称自发性脑出血。

2. 最常见的病因是高血压合并细小动脉硬化。

3. 脑出血占急性脑血管病的 20%～30%，是急性脑血管病中病死率最高的。

4. 脑出血以 50 岁以上的高血压患者多见，通常在情绪激动或活动中急性起病。

5. 发病时血压明显升高，突然剧烈头痛、头晕、呕吐、意识障碍和神经功能缺失症状常在数分钟至数小时内达到高峰。

二、病因

脑出血最主要的病因是高血压合并细、小动脉硬化。其他病因包括血液病、动脉瘤、脑血管畸形、脑动脉炎、脑肿瘤、脑淀粉样血管病、梗死后出血、抗凝或溶栓治疗等。

三、临床表现

出血部位	临床表现
壳核（内囊外侧型）	1. 最为常见，主要是豆纹动脉尤其是其外侧支破裂引起 2. 损伤内囊常引起对侧偏瘫，对侧偏身感觉障碍和同向性偏盲。还可表现为双眼向病灶侧凝视 3. 出血量大可有意识障碍，优势半球受累可有失语
丘脑（内囊内侧型）	1. 由丘脑穿支动脉或丘脑膝状体动脉破裂引起 2. 出血侵及内囊可见对侧肢体瘫痪，多以下肢重于上肢；感觉障碍较重，深、浅感觉同时受累，但深感觉障碍明显，可伴有偏身自发性疼痛和感觉过度；优势半球受累可出现失语，非优势半球受累，可有体象障碍及偏侧忽视等 3. 丘脑出血可出现精神障碍，表现为情感淡漠，视幻觉及情绪低落等，还可见丘脑语言及丘脑痴呆 4. 若累及下丘脑或中脑上部时，可引起一系列眼位异常；血肿波及丘脑下部或破入第三脑室，表现为意识障碍加深，瞳孔缩小，中枢性高热及去大脑强直等症状
脑桥	1. 多由基底动脉的脑桥支破裂导致 2. 突然头痛、呕吐、眩晕、复视，眼球不同轴，侧视麻痹，交叉性瘫痪或偏瘫、四肢瘫等。出血量少时，意识清楚，可表现出一些典型的综合征，如Foville综合征、闭锁综合征等。大量出血时（＞5ml），血肿波及脑桥双侧基底和被盖部，则意识障碍，针尖样瞳孔，四肢瘫痪、呼吸障碍、去大脑强直、应激性溃疡、中枢性高热等，常在48小时内死亡
小脑	1. 最常见的，出血部位是小脑上动脉的分支，多累及小脑齿状核 2. 发病突然，眩晕，共济失调，可伴有频繁呕吐及后头部疼痛 3. 出血量少时，表现为小脑症状，如眼球震颤、病变侧共济失调、站立和行走不稳、肌张力降低及颈项强直、构音障碍和吟诗样语言，无偏瘫。脑桥受压时，可见展神经麻痹、侧视麻痹、周围性面瘫、吞咽困难及出现肢体瘫痪和（或）锥体束征等 4. 大量小脑出血时，则出昏迷，瞳孔缩小呈针尖样，呼吸节律不规则，去脑强直发作，最后致枕骨大孔疝而死亡
脑叶	1. 常见原因有CAA、脑动静脉畸形、血液病、高血压、Moyamoya病等 2. 一般以顶叶最多见，其次为颞叶、枕叶及额叶 3. 头痛、呕吐等，癫痫发作比其他部位出血常见，肢体瘫痪较轻，昏迷较少见 4. 额叶出血：前额痛及呕吐；痫性发作较多见；对侧轻偏瘫、共同偏视、精神障碍，尿便障碍，并出现摸索和强握发射等；优势半球出血可出现运动性失语 5. 顶叶出血：偏瘫较轻，偏侧感觉障碍显著；对侧下象限盲；优势半球出血可出现混合性失语，非优势侧受累有体象障碍 6. 颞叶出血：对侧中枢性面舌瘫及上肢为主的瘫痪，对侧上象限盲；优势半球出血可出现感觉性失语或混合性失语；可有颞叶癫痫、幻嗅、幻视等 7. 枕叶出血：对侧同向性偏盲，黄斑回避现象，对侧象限盲；一过性黑矇和视物变形，多无肢体瘫痪

四、实验室及其他检查

（一）CT

1. 头颅 CT 是脑出血首选的检查方法、确诊的主要依据。

2. 发病后 CT 可显示高密度血肿部位和形态以及是否破入脑室。

（二）MRI

急性期脑出血 MRI 不如 CT 敏感，但对于脑干出血、脑血管畸形、脑肿瘤比 CT 敏感。

（三）其他

1. 脑脊液检查压力增高，呈均匀血性，但血肿未破入脑室和蛛网膜下腔则不含血性。腰椎穿刺有诱发脑疝的危险，有 CT 条件则不宜列为常规检查，尤其疑诊小脑出血应列为禁忌。

2. 血、尿常规，肝肾功能，血糖，凝血功能，血电解质和心电图检查。

3. CT 显示的血肿不在高血压性脑出血的好发部位，应进行脑血管造影（DSA、MRA、CTA），以除外动脉瘤、血管畸形。

五、诊断与鉴别诊断

（一）诊断

1. 多数为 50 岁以上的高血压患者，在活动或情绪激动时突然发病。

2. 血压明显升高，突然出现头痛、呕吐、意识障碍和偏瘫、失语等局灶性神经功能缺失症状，脑膜刺激征，可伴有意识障碍。病程发展迅速。

3. CT 检查可见脑内高密度区，有助于明确诊断。

（二）鉴别诊断

	缺血性脑血管病		出血性脑血管病	
	脑血栓形成	脑栓塞	脑出血	蛛网膜下腔出血
发病年龄	老年人（60 岁以上）多见	青壮年多见	中老年（50～65 岁）多见	各年龄组均见，以青壮年多见

续表

	缺血性脑血管病		出血性脑血管病	
	脑血栓形成	脑栓塞	脑出血	蛛网膜下腔出血
常见病因	动脉粥样硬化	各种心脏病	高血压及动脉硬化	动脉瘤（先天性、动脉硬化性）、血管畸形
TIA 史	较多见	少见	少见	无
起病时状态	多在静态时	不定，多由静态到动态时	多在动态（激动、活动）时	多在动态（激动、活动）时
起病缓急	较缓（以时、日计）	最急（以秒、分计）	急（以分、时计）	急骤（以分计）
意识障碍	无或轻度	少见、短暂	多见、持续	少见、短暂
头痛	多无	少有	多有	剧烈
呕吐	少见	少见	多见	最多见
血压	正常或增高	多正常	明显增高	正常或增高
瞳孔	多正常	多正常	患侧有时大	多正常
眼底	动脉硬化	可见动脉栓塞	动脉硬化，可见视网膜出血	可见玻璃体膜下出血
偏瘫	多见	多见	多见	无
脑膜刺激征	无	无	可有	明显
脑脊液	多正常	多正常	压力增高，含血	压力增高，血性
CT	脑内低密度灶	脑内低密度灶	脑内高密度灶	蛛网膜下腔高密度影

六、治疗

（一）内科治疗

治疗原则	具体治疗步骤
一般治疗	1. 卧床休息：一般卧床休息 2~4 周，避免情绪激动及血压升高 2. 保持呼吸道通畅，吸氧 3. 鼻饲，建立静脉通道，保持营养和水、电解质平衡 4. 对症治疗：便秘者可选用缓泻剂 5. 预防感染 6. 观察病情：观察生命体征，注意意识障碍、瞳孔改变和神经系统定位体征的变化

续表

治疗原则	具体治疗步骤
脱水降颅压，减轻脑水肿	渗透性脱水剂甘露醇是最重要的降颅压药物。20% 的甘露醇 125 ~ 250ml，快速静脉滴注，每 6 ~ 8 小时 1 次，使血浆渗透压维持在 310 ~ 320mOsm/kg，用药时间不宜过长，建议用 5 ~ 7 天。可同时使用呋塞米 20 ~ 40mg，静脉或肌肉注射，二者交替使用，维持渗透梯度。用药过程中应监测尿量、水及电解质平衡。甘油果糖 500ml 静脉滴注，每日 1 ~ 2 次，脱水作用温和，没有反跳现象，适用于肾功不全患者。皮质类固醇因其副作用大，且降颅压效果不如高渗脱水药，应慎用
调控血压	1. 通常不用强降压药，以避免脑干缺血或休克 2. 应将明显超出病前一般水平的高血压缓解并稳定在安全水平（150 ~ 160/90 ~ 100mmHg 之内） 3. 可选用的降压药有尼卡地平、拉贝洛尔、卡托普利等
亚低温治疗	局部亚低温治疗是脑出血的一种新的辅助治疗方法，能够减轻脑水肿，减少自由基生成，促进神经功能恢复，改善患者预后，且无不良反应，安全有效
纠正凝血异常	对于严重凝血因子缺乏或严重血小板减少患者，推荐给予补充凝血因子和血小板
并发症的防治	1. 控制抽搐，首选静脉注射苯妥英钠 15 ~ 18mg/kg，或安定每次 5 ~ 10mg 静脉注射，可重复使用 2. 同时用长效抗癫痫药物 3. 及时处理上消化道出血 4. 注意预防肺部、泌尿道及皮肤感染等

（二）外科治疗

1. 脑出血后出现颅内高压和脑水肿并有明显占位效应者，外科清除血肿、制止出血是降低颅内高压、挽救生命的重要手段。

2. 常用的手术方法有开颅血肿清除术、锥孔穿刺血肿抽吸术、立体定向血肿引流术、脑室引流术等。

3. 注意在 4 小时内进行穿颅清除术易引起再出血，一般宜在 6 ~ 24 小时内进行。

巩固与练习

1. 脑出血最常见的病因是（　　　）

　A. 血液病　　　　　　　　　B. 脑动脉瘤

　C. 脑动脉炎　　　　　　　　D. 脑血管肌瘤

E. 高血压合并小动脉硬化

2. 脑出血的好发部位是（　　）

A. 基底节区　　B. 脑室　　　　C. 脑桥　　　　D. 小脑

E. 皮质下白质

3. 脑出血内科治疗最重要的是（　　）

A. 降低血压　　　　　　　　B. 吸氧

C. 抗生素治疗　　　　　　　D. 降低颅内压，减轻脑水肿

E. 止血治疗

4. 脑出血预后与下列哪项关系最密切的是（　　）

A. 出血量　　　　　　　　　B. 出血部位

C. 并发症　　　　　　　　　D. 出血量和出血部位

E. 出血量、部位及并发症的严重程度

5. 脑出血的临床表现表述**错误**的是（　　）

A. 50~60 岁多发　　　　　　B. 活动或情绪激动时发病

C. 血压明显增高　　　　　　D. 头颅 CT 显示脑内高密度灶

E. 脑脊液多正常

6. 脑叶出血最常见的部位是（　　）

A. 颞叶　　　　B. 额叶　　　　C. 顶叶　　　　D. 枕叶

E. 岛叶

1. E　2. A　3. D　4. E　5. E　6. C

第七节　蛛网膜下腔出血

一、概述

蛛网膜下腔出血（SAH）是指脑底部或脑表面血管破裂后，血液流入蛛网膜下腔引起相应临床症状的一种脑卒中，又称为原发性蛛网膜下腔出血。继发性蛛网膜下腔出血指脑实质内出血、脑室出血、硬膜外或硬膜下血管破裂血液流入蛛网膜下腔者。

二、病因与危险因素

（一）病因

1. 颅内动脉瘤　最常见，占 50% ~ 85%。
2. 脑血管畸形　主要是动静脉畸形（AVM），青少年多见，约占 2%。
3. 其他　夹层动脉瘤、血管炎、颅内静脉系统血栓形成，结缔组织病、血液病、颅内肿瘤、凝血障碍性疾病、抗凝治疗并发症等。
4. 部分患者出血原因不明　如原发性中脑周围出血等。

（二）危险因素

颅内动脉瘤破裂出血的主要危险因素包括高血压、吸烟、过量饮酒、既往有动脉瘤破裂史、动脉瘤较大（如大于 7mm）、多发性动脉瘤、拟交感药物等。

三、临床表现

项目	说明
性别、年龄	各年龄段及两性均可发病，青壮年更常见，女性多于男性
起病情况	突然起病，以数秒或数分钟速度发生的头痛是常见的起病方式。情绪激动、剧烈运动是常见的发病诱因
临床表现	突发剧烈头痛，呈胀痛或爆裂样疼痛，难以忍受。可为局限性或全头痛，有时上颈段也可出现疼痛，持续不能缓解或进行性加重；多伴有恶心、呕吐
	可有意识障碍或烦躁、谵妄、幻觉等精神症状
	少数出现部分性或全面性癫痫发作；也可以头晕、眩晕起病
体征	发病数小时后可出现脑膜刺激征阳性，部分患者检眼镜检查可发现玻璃体膜下出血、视神经盘水肿或视网膜出血，少数可出现局灶性神经功能缺损体征，如动眼神经麻痹、轻偏瘫、失语或感觉障碍等
注意	部分患者，特别是老年患者头痛、脑膜刺激征等临床表现不典型，精神症状可较明显。原发性中脑周围出血患者症状较轻，CT 表现为中脑或脑桥周围脑池积血，血管造影未发现动脉瘤或其他异常，一般不发生再出血或迟发性血管痉挛等情况，临床预后良好
主要并发症	再出血、脑血管痉挛、脑积水、其他（癫痫发作、低钠血症、神经源性心功能障碍和肺水肿）

四、辅助检查

检查	意义
头颅 CT	诊断 SAH 的首选方法，CT 平扫最常表现为基底池弥散性高密度影像
头颅 MRI	当病后 1～2 周，CT 的敏感性降低时，可选用 MRI
脑脊液（CSF）检查	CT 检查已确诊者，腰穿不作为常规检查。但如果出血量少或距起病时间较长，CT 检查无阳性发现时，临床疑为蛛网膜下腔出血且病情允许时，则需行腰穿检查 CSF，最好于发病 12 小时后进行腰穿，以便于穿刺伤鉴别
脑血管影像学检查	脑血管造影：是确诊 SAH 病因特别是颅内动脉瘤最有价值的方法
	CTA 和 MRA：主要用于有动脉瘤家族史或有动脉瘤破裂先兆者的筛查、动脉瘤患者的随访以及急性期不能耐受 DSA 检查的患者
经颅多普勒（TCD）	动态检测颅内主要动脉流速，发现脑血管痉挛倾向和痉挛程度

五、诊断

根据突发的剧烈头痛、呕吐、脑膜刺激征阳性以及头颅 CT 相应改变可诊断为蛛网膜下腔出血。确定蛛网膜下腔出血后可进一步进行病因诊断，例如安排脑血管造影、MRI 及血液等检查，以便进行病因检查。

六、鉴别诊断

（一）蛛网膜下腔出血与脑血管病鉴别

	缺血性脑血管病		出血性脑血管病	
	脑血栓形成	脑栓塞	脑出血	蛛网膜下腔出血
发病年龄	老年人（60 岁以上）多见	青壮年多见	中老年（50～65岁）多见	各年龄组均见，以青壮年多见
常见病因	动脉粥样硬化	各种心脏病	高血压及动脉硬化	动脉瘤（先天性、动脉硬化性）、血管畸形
TIA 史	较多见	少见	少见	无

续表

	缺血性脑血管病		出血性脑血管病	
	脑血栓形成	脑栓塞	脑出血	蛛网膜下腔出血
起病时状态	多在静态时	不定，多由静态到动态时	多在动态（激动、活动）时	多在动态（激动、活动）时
起病缓急	较缓（以时、日计）	最急（以秒、分计）	急（以分、时计）	急骤（以分计）
意识障碍	无或轻度	少见、短暂	多见、持续	少见、短暂
头痛	多无	少有	多有	剧烈
呕吐	少见	少见	多见	最多见
血压	正常或增高	多正常	明显增高	正常或增高
瞳孔	多正常	多正常	患侧有时大	多正常
眼底	动脉硬化	可见动脉栓塞	动脉硬化，可见视网膜出血	可见玻璃体膜下出血
偏瘫	多见	多见	多见	无
脑膜刺激征	无	无	可有	明显
脑脊液	多正常	多正常	压力增高，含血	压力增高，血性
CT	脑内低密度灶	脑内低密度灶	脑内高密度灶	蛛网膜下腔高密度影

（二）蛛网膜下腔出血与脑膜炎鉴别

脑膜炎可出现头痛、呕吐和脑膜刺激征；SAH 发病后 1~2 周，脑脊液变黄，白细胞增多，因吸收热体温可达 37℃~38℃，更应与脑膜炎，特别是结核性脑膜炎相鉴别，脑膜炎发病一般不如 SAH 急骤，病初先有发热，脑脊液有相应的感染性表现，头颅 CT 无蛛网膜下腔出血表现等特点可以鉴别。

七、治疗

1. 一般处理及对症治疗　密切监护，监测生命体征和神经系统体征变化。

2. 降低颅内压　适当限制液体入量，防治低钠血症等有助于降低颅内压。

3. 防止再出血

（1）安静休息，避免用力和情绪波动。

（2）监测和调控血压。

（3）抗纤溶药物。

（4）外科手术或介入治疗。

4. 防治脑血管痉挛

（1）维持血容量和血压。

（2）早期使用钙通道阻滞剂。

（3）早期手术或介入治疗。

5. 防治脑积水

（1）药物治疗。

（2）脑室穿刺 CSF 外引流术。

（3）CSF 分流术。

八、预后

蛛网膜下腔出血患者预后的影响因素有：首次出血的严重程度，高龄，动脉瘤部位和大小，既往有高血压病史，入院收缩压高，过量饮酒等。此外，动脉瘤破裂的蛛网膜下腔出血患者的预后还与下列因素有关：

1. 疾病相关事件，如再出血，迟发性缺血性损伤，脑积水。

2. 手术相关并发症。

3. 长期卧床相关并发症等。

巩固与练习

1. 蛛网膜下腔出血最常见的病因是（　　　）

A. 脑血管畸形　　　　　　　B. 颅内动脉瘤

C. 高血压　　　　　　　　　D. 血管炎

E. 饮酒

2. 蛛网膜下腔出血常见的起病方式是（　　　）

A. 头痛　　　　　　　　　　B. 意识障碍

C. 偏瘫 　　　　　　　　　　　D. 偏盲

E. 感觉障碍

3. 诊断蛛网膜下腔出血的首选方法是（　　）

A. 头颅 CT 　　　　　　　　　B. 脑脊液检查

C. 脑血管检查 　　　　　　　　D. MRI

E. 经颅多普勒

4. 下列**不属于**蛛网膜下腔出血常见的并发症的是（　　　）

A. 再出血 　　　　　　　　　　B. 脑血管痉挛

C. 脑积水 　　　　　　　　　　D. 癫痫发作

E. 脑梗死

1. B　2. A　3. A　4. E

第九篇
常见急危重症

第一章　心脏骤停和心脏性猝死

【考点重点点拨】

1. 病因
2. 临床表现
3. 心脏骤停的处理

心脏骤停是指心脏射血功能突然终止。心脏性猝死是指急性症状发作后 1 小时内发生的以意识突然丧失为特征的、由心脏原因引起的自然死亡。心脏骤停常是心脏性猝死的直接原因。

一、病因

大多数有器质性心脏病，以冠心病为多，各种心肌病也可发生。主要为致命性快速心律失常所致，少数可由严重缓慢心律失常和心室停顿引起。

二、临床表现

1. 前驱期。
2. 终末事件期。
3. 心脏骤停。
4. 生物学死亡。

三、心脏骤停的处理

1. 识别心脏骤停　意识丧失（无反应）和呼吸停止（或仅喘息）。
2. 呼救。
3. 心肺复苏（CPR）　根据 2015 美国心脏协会心肺复苏指南。

（1）胸外按压：患者仰卧于硬质平面，以胸骨下半段为按压部位，以掌根为着力点，快速有力连续垂直按压，按压频率100～120次/分，按压深度5～6厘米，按压放松时使胸廓恢复原来位置，按压和放松的时间大致相等。尽量减少按压中断，中断时间控制在10秒内。

（2）畅通气道：一般采取压额抬颏手法畅通气道。如有条件尽量早期建立高级人工气道。

（3）人工通气：连续进行两次通气，每次吹气1秒，以看到胸廓起伏为准，避免过度通气。每按压30次，通气2次。

4. 电除颤。

5. 供氧。

6. 起搏。

7. 药物

（1）肾上腺素。

（2）血管加压素。

（3）血管活性药物。

（4）碳酸氢钠。

（5）抗心律失常药。

8. 复苏后处理

（1）维持有效循环。

（2）支持呼吸。

（3）防治脑缺氧和脑水肿。

（4）防治急性肾衰竭。

（5）及时纠正水电紊乱和酸碱失衡，防治感染，营养支持等。

巩固与练习

1. 心脏性猝死的最常见病因是（　　　）

   A. 急性心肌梗死　　　　　　　B. 扩张性心肌病

   C. 肥厚型心肌　　　　　　　　D. 病毒性心肌炎

2. 猝死最主要的临床表现是（　　）

   A. 发热　　　　B. 胸痛　　　　C. 意识丧失　　D. 呼吸停止

3. 快速有力的胸外按压是心肺复苏成功的保证，其按压速率是（　　）

    A. 60 次/分　　　　　　　　B. 80 次/分

    C. 100～120 次/分　　　　　D. 不低于 100 次/分

4. 快速有力的心外按压是成人心肺复苏成功的保证，其按压深度是（　　）

    A. 3cm　　　　　　　　　　B. 4cm

    C. 4～5cm　　　　　　　　 D. 5～6cm

5. 成人心肺复苏按压通气比正确的是（　　）

    A. 5：1　　　　　　　　　　B. 15：1

    C. 30：2　　　　　　　　　 D. 15：2

    1. A　2. C　3. D　4. D　5. C

第二章 休 克

【考点重点点拨】

1. 分类
2. 发病机制
3. 临床表现
4. 诊断
5. 治疗

休克是由各种强烈致病因素所致的、机体有效血容量急剧减少的临床综合征，主要特征是血压降低、组织灌注不足和器官功能障碍。

一、休克分类

分类标准	休克类型
始动环节	低血容量性休克
	心源性休克
	血管源性休克
病理生理学特征	低血容量性休克
	梗阻性休克
	分布性休克
	心源性休克
病因	心源性休克
	脓毒性休克
	低血容量性休克
	过敏性休克
	神经源性休克

二、发病机制

1. 微循环异常。

2. 细胞分子学异常。

3. 重要器官损伤。

三、临床表现

1. 分期

分期	临床表现
第一期（代偿性休克期）	烦躁不安、恶心、呕吐，脉搏加快，收缩压正常或偏低，舒张压轻度升高，脉压减小。皮肤苍白，口唇和甲床发绀，毛细血管充盈时间延长，肢体湿冷、冷汗，尿量减少
第二期（失代偿性休克期）	代偿机制不能补偿血流动力学紊乱，重要器官出现灌注不足表现，如乏力、神情淡漠、反应迟钝、脉搏细速、呼吸表浅、皮肤湿冷、肢端青紫、收缩压 80～60mmHg，少尿甚至无尿
第三期（不可逆性休克期）	过度和持续的组织灌注减少将导致 DIC 和多器官损害，引起出血倾向和心、脑、肾、肺等重要器官功能障碍的表现，进一步发展为多器官功能衰竭而死亡

2. 合并症

（1）急性肾功能衰竭。

（2）弥散性血管内凝血（DIC）。

（3）急性呼吸窘迫综合征（ARDS）。

（4）多器官功能障碍综合征（MODS）。

四、诊断

1. 有导致休克的病因。

2. 意识异常。

3. 脉细速，大于 100 次/分或不能触及。

4. 四肢湿冷，胸骨部位皮肤指压阳性（指压后再充盈时间大于 2 秒），皮肤花纹，黏膜苍白或发绀，尿量 <0.5ml/（kg·h）或无尿。

5. 收缩压 <90mmHg。

6. 脉压 <30mmHg。

7. 原有高血压者收缩压较原水平下降≥30%。

凡符合 1、2、3、4 中的两项，和 5、6、7 中的一项者，即可诊断。

五、治疗

1. 一般措施

（1）体位：去枕平卧位，下肢抬高 20°～30°有利于保证脑灌注；肺水肿可用端坐位。

（2）吸氧。

（3）镇静、保暖、禁食、减少搬动等。

（4）监测生命体征。

2. 建立静脉通路。

3. 补充血容量。

4. 纠正酸碱失衡和电解质紊乱。

5. 药物治疗。

（1）拟交感神经药：多巴胺、去甲肾上腺素、间羟胺、肾上腺素、异丙肾上腺素、多巴酚丁胺。

（2）其他药物

1）阿片受体拮抗剂。

2）磷酸二酯酶抑制剂。

3）抗炎性介质治疗。

4）抗氧自由基治疗。

5）基因重组人活化蛋白 C。

巩固与练习

1. 按照不同的标准可以将休克分类，下列选项中哪一项**不属于**按病理生理特征分类的（　　　）

　　A. 分布性休克　　　　　　　B. 梗阻性休克

　　C. 心源性休克　　　　　　　D. 脓毒性休克

　　E. 低血容量休克

参考答案

1. D

第十篇
急性中毒

第一章　急性中毒总论

【考点重点点拨】

1. 病因和中毒机制
2. 发病机制
3. 临床表现
4. 治疗

一、概念

有毒化学物质进入人体，在效应部位积累到一定量而产生损害的全身性疾病叫作中毒。

中毒可分为急性和慢性两大类，短时间内接触大量毒物可引起急性中毒。

二、病因、发病机制

（一）病因

根据毒物来源和用途可分为四类	根据接触毒物的方式可分为两类
1. 工业性毒物 2. 农药：农业杀虫药种类很多，我国目前仍以有机磷类使用最广泛 3. 药物：较常见的药物中毒为镇静安眠药类中毒等 4. 有毒动、植物	1. 职业性中毒 2. 生活性中毒

（二）发病机制

1. 中毒的主要机制

（1）局部刺激、腐蚀作用：强酸、强碱可吸收组织中的水分，并与蛋白质或脂肪结合，使细胞变性、坏死。

（2）缺氧：一氧化碳、硫化氢、亚硝酸盐、氰化物等窒息性毒物通过不同的途径阻碍氧的吸收、转运或利用。一氧化碳被吸收后，与血红蛋白结合成碳氧血红蛋白，严重影响了血红蛋白结合、输送氧气的功能，从而引起急性缺氧，导致机体器官、组织尤其是脑组织的损伤。硫化氢则能与细胞色素氧化酶的三价铁结合，影响细胞的氧化过程而致组织缺氧。亚硝酸盐吸收入血后，可使血红蛋白氧化成高铁血红蛋白，后者不能与氧结合，氧的运输发生障碍而致组织缺氧。脑和心肌对缺氧敏感，易发生损害。

（3）麻醉作用：有机溶剂和吸入性麻醉药有强亲脂性，脑组织和细胞膜脂类含量高，因而上述化学物可通过血脑屏障，进入脑内而抑制脑功能。例如急性苯中毒，是由于苯的亲脂性附于神经细胞表面，抑制生物氧化，影响神经递质，麻醉中枢神经系统。

（4）抑制酶的活力：如有机磷农药抑制胆碱酯酶，氰化物抑制细胞色素氧化酶，重金属如汞、铅、砷等可抑制细胞内各种含巯基的酶。

（5）干扰细胞或细胞器的生理功能：如四氯化碳在体内经酶催化而形成三氯甲烷自由基，作用于肝细胞膜中不饱和脂肪酸，产生脂质过氧化，使线粒体、内质网变性，肝细胞坏死。

（6）受体的竞争：如阿托品阻断毒蕈碱受体。

2. 毒物的吸收、代谢和排出

（1）有毒物质可通过呼吸道、消化道、皮肤黏膜等途径进入人体。

（2）毒物被吸收后进入血液，分布于全身，主要在肝脏进行代谢。

（3）气体和易挥发的毒物吸收后，一部分以原形经呼吸道排出，大多数毒物由肾排出，很多重金属如铅、汞、锰以及生物碱由消化道排出。少数毒物经皮肤排出，有时可引起皮炎。

三、临床表现

急性中毒可产生严重的症状，如紫绀、昏迷、惊厥、呼吸困难、休克、尿闭等。

1. 皮肤、黏膜症状

（1）皮肤及口腔黏膜灼伤：见于强酸、强碱、甲醛、苯酚、甲酚皂溶液等腐蚀性毒物灼伤。

（2）紫绀：引起氧合血红蛋白不足的毒物可产生紫绀。麻醉药、有机溶剂抑制呼吸中枢，刺激性气体引起肺水肿等都可产生紫绀。亚硝酸盐、硝基苯和苯胺等中毒能产生高铁血红蛋白症而出现紫绀。

（3）黄疸：四氯化碳、毒蕈、鱼胆中毒损害肝脏可致黄疸。

（4）口唇及面颊樱桃红色：见于一氧化碳中毒（碳氧血红蛋白血症）。

2. 眼症状

（1）瞳孔扩大：见于阿托品、可卡因、麻黄碱、莨菪碱类中毒。

（2）瞳孔缩小：见于有机磷杀虫药、氨基甲酸酯类杀虫药中毒。

（3）视神经炎：见于甲醇中毒。

3. 神经系统症状

（1）昏迷：见于麻醉药、催眠药、安定药等中毒；有机溶剂中毒；窒息性毒物中毒，如一氧化碳、硫化氢、氰化物等中毒；高铁血红蛋白生成性毒物中毒；农药中毒，如有机磷杀虫药、有机汞杀虫药、拟除虫菊酯杀虫药、溴甲烷等中毒。

（2）谵妄：见于阿托品、乙醇、抗组胺药中毒。

（3）肌纤维颤动：见于有机磷杀虫药、氨基甲酸酯类杀虫药中毒。

（4）惊厥：见于窒息性药物中毒、有机氯杀虫药、拟除虫菊酯类杀虫药中毒以及异烟肼中毒。

（5）瘫痪：见于可溶性钡盐、三氧化二砷、磷酸三邻甲苯酯、正己烷、蛇毒等中毒。

（6）精神失常：见于四乙铅、二硫化碳、一氧化碳、有机溶剂、酒精、阿托品、抗组胺药等中毒。

4. 呼吸系统症状

（1）呼吸气味：有机溶剂挥发性强，且有特殊气味，如酒味；氰化物有苦杏仁味；有机磷杀虫药、黄磷、铊等有蒜味；苯酚、甲酚皂溶液有苯酚味。

（2）呼吸加快：引起酸中毒的毒物如水杨酸类、甲醇等可兴奋呼吸中枢，使呼吸加快。刺激性气体引起脑水肿时，呼吸加快。

（3）呼吸减慢：见于催眠药、吗啡中毒，也见于中毒性脑水肿。

呼吸中枢过度抑制可导致呼吸麻痹。

（4）肺水肿：刺激性气体、安妥、磷化锌、有机磷杀虫药、百草枯等中毒可引起肺水肿。

5. 循环系统症状

（1）心律失常：洋地黄、夹竹桃、乌头、蟾蜍等兴奋迷走神经、拟肾上腺素类、三环抗抑郁药等兴奋交感神经，均可引起心律失常。

（2）心脏骤停：由于毒物直接作用于心肌：见于洋地黄、奎尼丁、氨茶碱、锑剂、吐根碱等中毒；缺氧：如窒息性毒物中毒；低钾血症：见于可溶性钡盐、棉酚、排钾性利尿药等中毒。

（3）休克：由于剧烈的吐泻导致血容量减少，如三氧化二砷中毒；产生化学灼伤，血浆渗出而血容量降低，如强酸强碱等中毒；毒物抑制血管舒缩中枢，引起周围血管扩张，有效血容量不足，如三氧化二砷、巴比妥类等中毒。

（4）心肌损害：如吐根碱、锑、砷等中毒。

6. 泌尿系统症状　急性肾功能衰竭多见。中毒后肾小管受损害，出现尿少以至无尿，可伴恶心、呕吐、腹泻、贫血、出血、代谢性酸毒、水及电解质紊乱、昏迷、血压下降等。见于三种情况：

（1）肾小管坏死：如升汞、四氯化碳、头孢菌素类、氨基糖苷类抗生素、毒蕈、蛇毒、生鱼胆、斑蝥等中毒。

（2）肾缺血：产生休克的毒物可导致肾缺血。

（3）肾小管堵塞：砷化氢中毒可引起血管内溶血，游离血红蛋白由尿排出时可堵塞肾小管，磺胺结晶也可堵塞肾小管。

7. 血液系统症状

（1）溶血性贫血：工业毒物如砷化物、苯胺、铅、钒、磷等，化学农药及灭鼠药如有机磷、有机氯、磷化锌等，化学药物如奎尼丁、甲基多巴、奎宁、呋喃唑酮等均可引起急性中毒性溶血。中毒后红细胞破坏增速，量多时发生贫血和黄疸。

（2）白细胞减少和再生障碍性贫血：如氯霉素、抗癌药、苯等中毒。

（3）出血：因出现血小板量或质的异常，多由阿司匹林、氯霉素氢氯噻嗪、抗癌药等引起。

（4）血液凝固障碍：多由肝素、双香豆素、水杨酸类、蛇毒等引起。

8. 发热　如抗胆碱能药（阿托品等）、二硝基酚、棉酚等中毒以及金属烟热。

四、诊断

中毒诊断主要依据接触史和临床表现。

1. 毒物接触史　对任何中毒都要了解发病现场情况，并寻找接触毒物的证据。

2. 临床表现　对突然出现紫绀、呕吐、昏迷、惊厥、呼吸困难、休克而原因不明的患者，要考虑急性中毒的可能。对原因不明的贫血、白细胞减少、血小板减少、周围神经病、肝病的病人也要考虑中毒的可能性。

五、处理原则

急性中毒情况危重时，首先应迅速对呼吸、循环功能、生命体征进行检查，并采取必要的紧急治疗措施。

1. 立即终止接触毒物　毒物由呼吸道或皮肤侵入时，要立即将病人撤离中毒现场，转到空气新鲜的地方，迅速脱去污染的衣服，清洁接触部位的皮肤、黏膜。由胃肠道进入的毒物应立即停止服用。

2. 清除尚未吸收的毒物　清除胃肠道尚未被吸收的毒物，常用催吐法或洗胃法。早期消除毒物可使病情明显改善。

（1）催吐：患者神志清楚且能合作时，催吐法简便易行。药物催吐首选吐根糖浆。患者处于昏迷、惊厥状态及吞服石油蒸馏物、腐蚀剂时不应催吐。吞服腐蚀性毒物者，催吐可能引起出血或食管、胃穿孔。

（2）洗胃：适应于催吐剂无效或口服非腐蚀性毒物后 6 小时内者。但安眠、镇静剂中毒引起胃肠蠕动减弱，即使超过 6 小时，部分毒物仍可滞留于胃内，多数仍有洗胃的必要。吞服强腐蚀性毒物的患者，插胃管可能引起消化道穿孔或大出血，一般不宜进行。对昏迷患者洗胃要慎重，插胃管易导致吸入性肺炎。食道静脉曲张患者也不宜洗胃。

洗胃液可根据毒物的种类不同，选用适当的解毒物质。如：①保护胃黏膜剂：吞服腐蚀性毒物后，可用牛奶、蛋清、米汤、植物油等保护胃黏膜。②溶剂：饮入脂溶性毒物如汽油、煤油等有机溶剂时，可选用液体石蜡，然后再洗胃。③吸附剂：活性炭由胃管灌入可吸附多种毒物。④解毒药：如用 1∶5000 高锰酸钾液，可使生物碱、蕈类氧化解毒。⑤中和剂：吞服强酸时可用弱碱如镁乳、氢氧化铝凝胶等中和，不可用碳酸氢钠，因其遇酸后可生成二氧化碳，使胃肠充气鼓胀，有造成穿孔的危险。强碱可用食醋、果汁等弱酸类物质。⑥沉淀剂：有些化学物质与毒物作用，生成溶解度低、毒性小的物质，因而可用作洗胃。乳酸钙或葡萄糖酸钙与氟化物或草酸盐作用，生成氟化钙或草酸钙沉淀。

（3）导泻：应用泻药的目的是清除进入肠道的毒物。导泻常用盐类泻药，如硫酸钠或硫酸镁 15～30g 加水 200ml，口服或胃管灌入。镁离子对中枢神经系统有抑制作用，肾功能不全或昏迷患者及磷化锌和有机磷中毒晚期者均不宜使用。一般不用油类泻药以防促进脂溶性毒物吸收。

（4）灌肠：除腐蚀性毒物中毒外，适用于口服中毒、超过 6 小时以上、导泻无效及抑制肠蠕动的毒物（颠茄类、阿片类、巴比妥类）。

3. 促进已吸收毒物的排出

（1）利尿：静脉滴注葡萄糖可增加尿量而促进毒物的排出。有少数毒物如苯巴比妥、水杨酸类、苯丙胺等，可用作用较强的利尿药如呋塞米增加尿量，促进其排出。

（2）吸氧：一氧化碳中毒时，吸氧可促使碳氧血红蛋白解离，加速一氧化碳排出。高压氧促使一氧化碳排出的效果更好。

（3）人工透析：①腹膜透析。②血液透析。

（4）血液灌流：此法能清除血液中巴比妥类、百草枯等。

血液透析和血液灌流一般用于中毒严重、血液中毒物浓度明显增高、昏迷时间长、有并发症、经积极支持疗法而情况日趋恶化者。

4. 特殊解毒药物的应用

（1）金属中毒解毒药：①依地酸二钠钙：用于治疗铅中毒。②二巯基丙醇：用于治疗砷、汞中毒。③二巯基丙醇磺酸钠：用于治疗汞、砷、铜、锑等中毒。④二巯基丁二酸钠：用于治疗锑、铅、汞、砷、铜等中毒。

（2）高铁血红蛋白血症解毒药：小剂量亚甲蓝（美蓝）用于治疗亚硝酸盐、苯胺、硝基苯等中毒引起的高铁血红蛋白血症。

（3）氰化物中毒解毒药：氰化物中毒一般采用亚硝酸盐－硫代硫酸钠疗法。

（4）有机磷农药中毒解毒药：阿托品、解磷定等。

（5）中枢神经抑制剂解毒药：①纳洛酮：纳洛酮是阿片类麻醉药的解毒药。②氟马西尼：本药是苯二氮卓类中毒的拮抗药。

5. 对症治疗

第二章　有机磷杀虫药中毒

【考点重点点拨】

1. 病因、临床表现及诊断
2. 治疗

一、病因病理

有机磷农药＋胆碱酯酶 $\Longrightarrow$ 磷酸化胆碱酯酶 $\Longrightarrow$ 胆碱酯酶缺乏,无法水解

乙酰胆碱 $\Longrightarrow$ 乙酰胆碱大量聚集 $\begin{cases} 乙酰胆碱毒蕈碱受体 \Longrightarrow 毒蕈碱样症状 \\ 乙酰胆碱烟碱受体 \Longrightarrow 烟碱样症状 \end{cases}$

二、临床表现

(一) 毒蕈碱样症状 (M 样症状)

1. 平滑肌痉挛　面色苍白、恶心、呕吐、腹痛、瞳孔缩小、支气管痉挛。

2. 腺体分泌增加　皮肤湿冷、多汗、流泪、流涕、流涎、腹泻、尿频、大小便失禁、心跳减慢和呼吸道分泌物增多、严重者出现肺水肿。

(二) 烟碱样症状 (N 样症状)

横纹肌肌束颤动至全身肌肉抽搐 $\Longrightarrow$ 肌无力至全身瘫痪,血压升高或陡降,心率缓慢或增快等,最后可因呼吸肌麻痹而死亡。

(三) 中枢神经系统症状

中枢神经系统受乙酰胆碱刺激后有头晕、头痛、疲乏、共济失调、烦躁不安、谵妄,严重者抽搐、昏迷,可因中枢性呼吸衰竭而死亡。

三、实验室及其他检查

（一）全血胆碱酯酶活力测定

测定全血胆碱酯酶活力是诊断有机磷杀虫药中毒的特异性指标，对中毒程度、疗效判断和预后估计均极为重要。

（二）呕吐物或胃内容物的有机磷浓度测定

具有诊断意义。

（三）尿中有机磷杀虫药分解产物测定

可作为毒物接触与吸收的指标。

四、诊断与鉴别诊断

（一）诊断

可根据有机磷杀虫药接触史，临床呼出气多有大蒜刺激性气味、瞳孔针尖样缩小、大汗淋漓、腺体分泌增多、肌纤维颤动和意识障碍等中毒表现，结合实验室检查即可作出诊断。

（二）急性有机磷农药中毒病情程度分级

病情严重程度	临床表现	胆碱酯酶活力
轻度中毒	以 M 样症状为主，可有轻微的中枢神经系统症状，表现为头晕、头痛、乏力、恶心、呕吐、多汗、胸闷、视力模糊、瞳孔缩小	50%～70%
中度中毒	M 样症状加重，并出现 N 样症状，表现有肌纤维颤动、轻度呼吸困难、流涎、腹痛、腹泻、步态蹒跚、意识清楚或模糊	30%～50%
重度中毒	除 M、N 样症状外，合并肺水肿、抽搐、昏迷、呼吸肌麻痹和脑水肿等	30% 以下

（三）鉴别诊断

疾病	症状
急性胃肠炎、细菌性食物中毒、中暑和脑炎等	均不出现瞳孔缩小、多汗、流涎、肌颤等症状，胆碱酯酶活力测定可以鉴别

续表

疾病	症状
其他种类农药中毒	有机磷农药中毒者呼气、体表或呕吐物一般有蒜味；而拟除虫菊酯类中毒无此特征；杀虫脒中毒多以嗜睡、发绀和出血性膀胱炎为主要表现，而无毒蕈碱样表现。全血胆碱酯酶活力测定亦可资鉴别

五、治疗

（一）迅速清除毒物

1. 应迅速脱离现场，去除污染的衣物，用大量清水或肥皂水清洗皮肤、毛发和指甲。

2. 口服中毒者应及时彻底洗胃，洗胃液常用清水、1：5000 高锰酸钾（对硫磷禁用）或 2% 碳酸氢钠（敌百虫忌用）。

3. 洗胃后再给硫酸镁导泻。

4. 眼部污染可用生理盐水或 2% 碳酸氢钠连续冲洗，洗净后涂眼药膏。

5. 在迅速清除毒物的同时，尽可能及早应用有机磷特效解毒药缓解中毒症状。

（二）抗毒药的使用

使用原则是早期、足量、联合、重复用药。

1. 抗胆碱药阿托品的应用 阿托品用量可远远超过常规剂量，但是阿托品在体内代谢较快，而有机磷对酶抑制作用又较持久，所以要反复给药，直到"阿托品化"（瞳孔扩大、颜面潮红、口干、皮肤干燥、心率加快、肺部湿啰音消失），再减为维持量，24 ~ 48 小时后停药观察。在阿托品应用过程中应密切观察患者全身反应和瞳孔大小，随时调整用药剂量与给药时间。若患者出现瞳孔明显散大、神志模糊、狂躁不安、抽搐、昏迷和尿潴留等，提示阿托品中毒，应停药观察。

2. 胆碱酯酶复活剂 常用氯磷定（PAM－CI）、碘解磷定（PAM－I）及双复磷（DMO$_4$）等吡啶醛肟类化合物。提倡阿托品与胆碱酯酶复活剂合用，可取长补短，并可减少阿托品用量。

3. 对症治疗 有机磷杀虫药中毒的主要死因是肺水肿、呼吸肌麻痹或呼吸中枢衰竭。休克、急性脑水肿、心肌损害及心跳骤停等亦是重要死因。

（1）维持正常呼吸功能为重点：保持呼吸道通畅、给氧，必要时应用机械呼吸、注射呼吸兴奋剂以防治呼吸衰竭。

（2）改善肺水肿：肺水肿一般在应用足量阿托品后可较快消退。必要时可用地塞米松、呋塞米、毛花苷等药物。

（3）保护脑细胞：重度中毒持续昏迷 12 小时以上者，容易发生脑水肿，故昏迷达 4 小时以上者即应注射甘露醇及地塞米松等。

（4）对症治疗：中毒性心肌损害者，可给予能量合剂、地塞米松及抗心律失常等药物。抽搐者，可注射地西泮 5～10mg（注意其呼吸抑制的不利影响）和可乐定 15～30mg，每日 2 次，并有助于防止中间综合征和心血管并发症。

巩固与练习

1. 下列属于急性有机磷中毒患者烟碱样症状的是（　　　）
   A. 瞳孔缩小　　　　　　　　B. 视物模糊
   C. 流涎　　　　　　　　　　D. 恶心呕吐
   E. 肌肉强直性痉挛

2. 有机磷农药急性中毒症状缓解后 1～4 天，患者突然出现以呼吸肌、脑神经运动支支配的肌肉以及肢体近端肌肉无力为特征的临床表现，考虑可能出现的问题是（　　　）
   A. 毒蕈碱样症状　　　　　　B. 烟碱样症状
   C. 中间综合征　　　　　　　D. 迟发性神经病
   E. 有机磷中毒危象

3. 敌百虫中毒，洗胃治疗**禁用**的物质是（　　　）
   A. 碱性液体　　　　　　　　B. 酸性液体
   C. 温水　　　　　　　　　　D. 牛奶
   E. 甘草汤

参考答案

1. A　2. B　3. A

第三章 急性一氧化碳中毒

【考点重点点拨】

1. 病因
2. 发病机制
3. 临床表现
4. 治疗

一、病因

工业生产、生活取暖等过程中不当操作常可引起。

二、发病机制

缺氧 CO与血红蛋白的亲和力比氧气与血红蛋白的亲和力大240倍,一氧化碳与血红蛋白结合形成稳定的COHb,COHb不能携带氧,且不易解离;CO与还原型细胞色素氧化酶二价铁结合,抑制细胞色素氧化酶活性,影响细胞呼吸和氧化过程,阻碍氧的利用。

三、临床表现

1. 急性中毒表现

	COHb浓度(%)	临床表现	预后
轻度中毒	10~20	头痛、头晕、恶心、呕吐、心悸、乏力	氧疗后缓解
中度中毒	30~40	胸闷、气短、呼吸困难、幻觉、视物不清、判断力下降、运动失调、意识障碍。口唇樱桃红色	积极治疗后恢复,一般无明显并发症
重度中毒	40~60	迅速昏迷、呼吸抑制、肺水肿、心律失常或心力衰竭。受压部位可出现红肿或水疱	预后不佳,多有后遗症

2. 急性一氧化碳中毒迟发脑病

（1）精神意识障碍：痴呆木僵、谵妄状态或去皮质状态。

（2）锥体外系神经障碍：震颤麻痹综合征（表情淡漠、四肢肌张力增强、静止性震颤、前冲步态）。

（3）锥体系神经损害：偏瘫、病理反射阳性或小便失禁。

（4）大脑皮质局灶性功能障碍：如失语、失明、不能站立或继发癫痫。

四、治疗

1. 脱离中毒环境。

2. 氧疗。

3. 机械通气。

4. 防治脑水肿。

5. 促进脑细胞代谢。

6. 防治并发症和后遗症。

巩固与练习

1. 急性一氧化碳中毒伴昏迷患者，保证生命安全的前提下，尽快安排哪项治疗（　　）

　　A. 抗感染　　　　　　　　　B. 持续低流量吸氧

　　C. 高压氧　　　　　　　　　D. 针灸

　　E. 美兰解毒

2. 一氧化碳比氧气更容易和血红蛋白结合，如果假设氧气和血红蛋白的亲和力是1，那么一氧化碳和血红蛋白的亲和力大约是（　　）

　　A. 10　　　　B. 50　　　　C. 200　　　　D. 1000

　　E. 2000

参考答案

1. C　2. C

第四章 中 暑

【考点重点点拨】

1. 病因
2. 临床表现
3. 诊断
4. 治疗

中暑是在温度高、湿度大和无风环境条件下，表现以体温调节中枢功能障碍、汗腺功能衰竭和水电解质丧失过多为特征的疾病。

一、病因

1. 环境温度过高。
2. 人体产热增加，如重体力劳动、发热、甲状腺功能亢进和某些药物作用等。
3. 散热障碍。
4. 汗腺功能障碍，如系统性硬化病、烧伤后皮肤广泛瘢痕或先天汗腺缺乏。

二、临床表现

1. **热痉挛** 高温条件下剧烈运动，大量汗出，活动停止后发生肌肉痉挛，主要累及骨骼肌，持续数分钟缓解，无明显体温升高。
2. **热衰竭** 多见于老年人、儿童和有慢性病患者。体液和钠丢失过多引起循环血量不足，表现为多汗、疲乏、无力、头晕、头痛、恶心、呕吐和肌痉挛，可见心动过速、直立性低血压或晕厥。体温轻度升高。

3. 热射病　高热（直肠温度≥41℃）和神志障碍。是一种致命性急症，需要急救。

三、诊断

炎热夏季，遇有体温过高伴有昏迷患者首先应考虑中暑。应与脑炎、脑膜炎、脑卒中、脓毒病、甲状腺危象、伤寒及抗胆碱能药物中毒相鉴别。

四、治疗

1. 降温治疗

（1）体外物理降温：脱去衣物、转移到通风良好的低温环境、水擦浴等。

（2）体内降温：冰盐水灌胃、冰盐水灌肠、生理盐水腹膜腔灌洗或血液透析等。

（3）药物降温

2. 并发症治疗。

3. 监测。

巩固与练习

1. 下列哪一项**不属于**中暑的病因（　　　）
   A. 环境温度过高　　　　　　B. 散热不佳
   C. 人体产热过多　　　　　　D. 过度运动
2. 下列哪一项**不属于**中暑的表现（　　　）
   A. 热痉挛　　　　　　　　　B. 热昏迷
   C. 热衰竭　　　　　　　　　D. 热射病

参考答案

1. D　2. B